CARLA VIZ

Juice Up YOUR HEALTH

Nährstoffreiche Power-Säfte bei Blähbauch, Zyklusbeschwerden, Akne und Stresshunger

45 tolle Rezepte

Inhalt

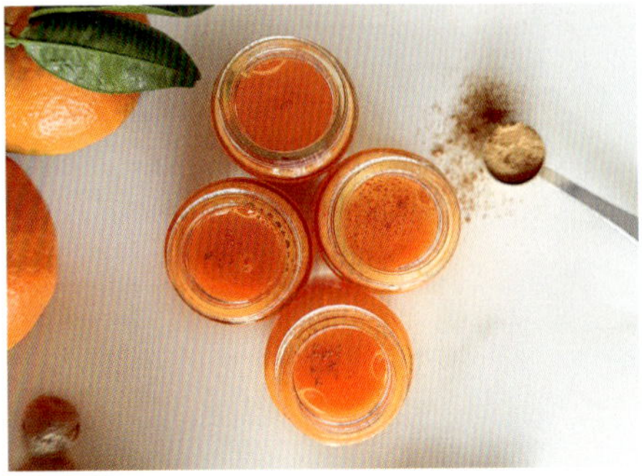

Die Rezepte: Säfte gezielt einsetzen 34

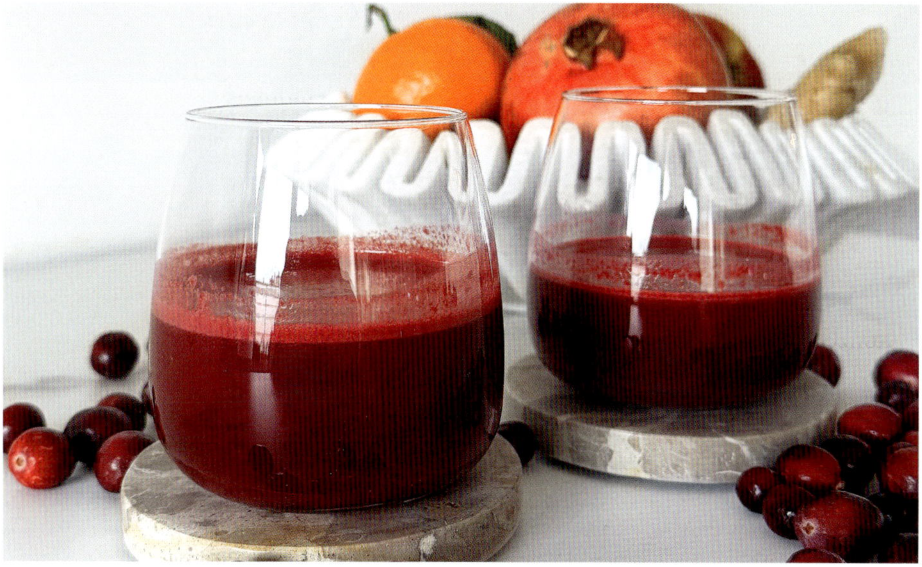

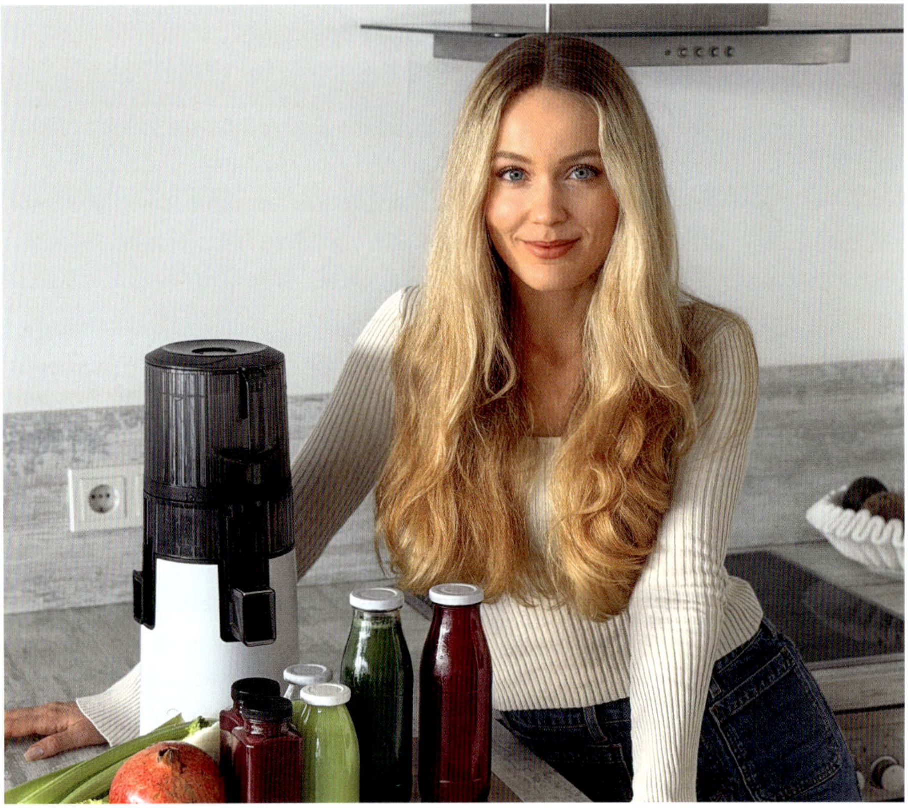

Meine Geschichte: Dem Körper geben, was er braucht, um sich selbst zu heilen

Mein Name ist Carla Vizzi, ich arbeite als ganzheitliche Ernährungsberaterin mit dem Fokus auf Frauengesundheit. In meinen Coachings begleite ich Frauen dabei, wieder in ihre Balance zu finden – mit nährstoffreicher Ernährung, einem achtsamen Lebensstil und einem neuen Verständnis für ihren Körper. Meine Leidenschaft für dieses Thema entstand aus eigener Erfahrung: Lange Zeit litt ich unter Beschwerden wie Akne, starkem Haarausfall, hormonellen Ungleichgewichten, Gewichtsschwankungen,

Tinnitus, Menstruationsproblemen und chronischer Erschöpfung. Da mir die Schulmedizin keine zufriedenstellenden Antworten geben konnte, begann ich selbst zu forschen – las, studierte, probierte aus. Durch viele kleine Veränderungen merkte ich, wie Schritt für Schritt meine Beschwerden verschwanden. Meine Haut wurde reiner, mein Haar kräftiger, mein Zyklus harmonischer. Ich hatte wieder Energie und Lebensfreude. Und das Schönste daran: Dieses neue Lebensgefühl breitete sich auf alle Lebensbereiche aus. Heute weiß ich: Unser Körper arbeitet immer für uns. Wenn wir ihm geben, was er wirklich braucht, beginnt er von selbst, sich zu regenerieren und zu heilen. Diese Erfahrung wollte ich nicht für mich behalten. Deshalb habe ich mich zur Ernährungsberaterin ausbilden lassen und begleite heute andere Frauen auf ihrem Weg zu mehr Wohlbefinden.

Als ich schwanger wurde, bekam dieses Wissen noch eine tiefere Bedeutung für mich. Ich erlebte eine bewusste und gesunde Schwangerschaft, in der ich meinem Körper und meiner Intuition vertraute. Die Entscheidung für eine selbstbestimmte Hausgeburt war für mich der logische Schritt und sie hat mich in meiner Überzeugung bestärkt: Unser Körper funktioniert von Natur aus richtig. Wir müssen nur wieder lernen, ihm zu vertrauen. Gerade heute, wo wir von Fast Food, Dauerstress, ständiger Erreichbarkeit und Umweltgiften gefordert sind, braucht unser Körper mehr Unterstützung denn je. Und genau hier kommen frisch gepresste Säfte ins Spiel: Sie wirken wie ein liebevoller Reset-Knopf für unsere Zellen. Dieses Buch ist mein Herzensprojekt. Es entstand aus meinen eigenen Erfahrungen, den Erfolgsgeschichten meiner Coaching-Klientinnen und der Überzeugung, dass wir alle das Potenzial haben, uns gesund und vital zu fühlen. Vor allem aber glaube ich fest daran: Wir haben unsere Gesundheit selbst in der Hand. Jeden Tag treffen wir unzählige kleine Entscheidungen: Was wir essen, trinken, wie wir mit Stress umgehen, welche Gedanken wir denken. Diese scheinbar kleinen Gewohnheiten sind es, die über unser Wohlbefinden entscheiden.

Dieses Buch richtet sich an alle, die ihrem Körper auf sanfte und natürliche Weise mit der Kraft frisch gepresster Säfte etwas Gutes tun möchten. Es soll dich dabei begleiten, deine Gesundheit und dein Wohlbefinden durch eine nährstoffreiche Ernährung wieder ins Gleichgewicht zu bringen. Du findest in dem Buch nicht nur einfache und leckere Saftrezepte, sondern auch wertvolle Impulse zu ganzheitlichen Gesundheitsthemen wie Zyklus, Darmgesundheit und Entgiftung. Jede Saftkombination ist so konzipiert, dass sie gezielt bestimmte Körpersysteme oder Beschwerden unterstützt. Da der Fokus auf der gesundheitlichen Wirkung liegt, können manche Kombinationen geschmacklich zunächst ungewohnt sein. Viele Säfte enthalten bewusst mehr Gemüse, Kräuter oder Bitterstoffe, weil genau diese Inhaltsstoffe die stärkste Wirkung im Körper entfalten können. Rezepte mit dem Symbol »Beginner-friendly« sind milder im Geschmack und eignen sich daher ideal für den Einstieg.

Wie ich zum Entsaften kam

Meine ersten Berührungspunkte mit dem Entsaften fielen in eine Phase, in der mein Körper deutliche Signale sendete: unreine Haut, Müdigkeit, Tinnitus, Haarausfall und anhaltende Erschöpfung. Ich probierte vieles: von Arztbesuchen über Hautpflegeprodukte bis hin zu verschiedenen Ernährungsformen, doch nichts brachte eine nachhaltige Veränderung. Irgendwann stieß ich auf das Thema entzündungshemmende, nährstoffreiche und naturbelassene Ernährung. Ich las, dass kalt gepresste Gemüsesäfte ein zentraler Bestandteil einer solchen Ernährungsweise sein können, und wusste: Das möchte ich ausprobieren. Einen Entsafter hatte ich damals noch nicht. Also begann ich mit dem, was vorhanden war: einem Mixer und einem Nussmilchbeutel. Parallel tauchte ich tiefer in die Welt der Wildkräuter ein – ein Thema, zu dem man alleine schon ein ganzes Buch schreiben könnte. Mein erster Saft bestand aus Brennnessel, Roter Bete, Spinat, Apfel und Zitrone. Ich mixte alles mit Wasser und filterte die Mischung anschließend durch den Nussmilchbeutel. Schon nach kurzer Zeit bemerkte ich erste Veränderungen. Meine Haut wurde klarer, die

Rötungen gingen zurück und ich spürte, wie mein Körper positiv reagierte. Zum ersten Mal verstand ich wirklich, wie stark Ernährung unser Wohlbefinden beeinflusst.

Diese Erfahrung hat mich nachhaltig überzeugt. Regelmäßig getrunken, können frisch gepresste Säfte den Körper spürbar von innen heraus unterstützen und Regenerationsprozesse anstoßen. Mit der Zeit stellte ich meine Ernährung um und achtete bewusster auf Ruhephasen und Stressmanagement. In meiner Schwangerschaft investierte ich schließlich in meinen ersten Slow Juicer. Ich wollte meinen Körper in dieser besonderen Zeit bestmöglich versorgen. Da ich in den ersten Monaten unter starker Übelkeit litt, waren Säfte für mich die ideale Möglichkeit, Nährstoffe in natürlicher, leicht verdaulicher Form aufzunehmen. Bis heute gehören frisch gepresste Säfte fest zu unserem Familienalltag.

Säfte sind für mich eine einfache, alltagstaugliche Möglichkeit, zusätzliche Vitamine und Vitalstoffe in unsere Ernährung zu integrieren. Genau das möchte ich weitergeben: wie du mit einfachen, natürlichen Zutaten dein Körpergefühl stärken und dein Wohlbefinden nachhaltig fördern kannst. Die gute Nachricht: Es braucht keine radikalen oder komplizierten Veränderungen. Oft sind es die einfachen Dinge, die den größten Unterschied machen. Ein frisch gepresster Saft am Morgen kann der erste Schritt zu mehr Energie sein – ein bewusster Moment der Selbstfürsorge kann den ganzen Tag verändern. Du verdienst es, dich in deinem Körper wohlzufühlen. Du verdienst Energie, Vitalität und das Gefühl, dass dein Körper dein bester Freund ist – nicht dein Gegner.

Ich wünsche dir, dass dieses Buch dich inspiriert und dir ein Stück mehr Gesundheit bringt!

Deine Carla

Entsaften transformiert deine Gesundheit

Entsaften ist weitaus mehr als ein Trend. Du kannst damit den Körper gezielt unterstützen, mit Benefits für Darm, Haut und Wohlbefinden.

Frisch gepresst ist gesund

In den letzten Jahren ist das Trinken frisch gepresster Säfte zu einem wichtigen Baustein gesundheitsbewusster Ernährung geworden. Immer mehr Menschen entdecken Säfte als Möglichkeit, ihren Körper gezielt mit Nährstoffen zu versorgen – besonders bei spezifischen gesundheitlichen Herausforderungen wie Haut-, Verdauungs- oder hormonellen Beschwerden, Erschöpfung und chronischen Entzündungen. Die steigende Nachfrage zeigt sich auch in der Technikbranche: Moderne Slow Juicer erleben einen Boom, und der Markt für Entsafter wächst stetig. Menschen investieren bewusst in ihre Gesundheit und suchen nach natürlichen Wegen, ihr Wohlbefinden zu verbessern.

Warum Entsaften?

Du fragst dich vielleicht: Reicht es nicht, einfach Obst und Gemüse zu essen? Beides gehört zu einer gesunden Ernährung. Beim Kaltentsaften liegt der Fokus aber auf einer besonders effizienten Nährstoffaufnahme, da die Pflanzenfasern bereits sanft aufgebrochen sind. Zurück bleibt das reine Pflanzenwasser, reich an Nährstoffen. Wenn du Säfte selbst presst und regelmäßig trinkst, profitierst du gleich mehrfach, denn sie ...

- … entlasten den Magen-Darm-Trakt bei der Verdauung,
- … wirken entzündungshemmend,
- … liefern strukturiertes Pflanzenwasser, das dem Wasser in unseren Körperzellen ähnelt,

- … sind zellschützend dank hochkonzentrierter Antioxidantien,
- … fördern die Regeneration durch optimale Nährstoffversorgung und
- … unterstützen das Säure-Basen-Gleichgewicht durch ihre basische Wirkung.

Weniger Verdauungsarbeit, optimale Nährstoffaufnahme

Die Verdauung gehört zu den energieintensivsten Prozessen im Körper. Bei jeder Mahlzeit muss der Verdauungstrakt Zellwände aufbrechen, Pflanzenfasern zerkleinern und Nährstoffe aus der Nahrung herauslösen, um sie dem Stoffwechsel in einer verwertbaren Form anbieten zu können. Diese Arbeit kostet Kraft – Energie, die dann für Regeneration, Entgiftung oder andere Stoffwechselvorgänge fehlt. Wenn man Gemüse und Obst dagegen auspresst und frisch als Saft genießt, ist dieser Schritt bereits erledigt: Die Zellstrukturen von Obst und Gemüse werden mechanisch aufgebrochen, die unlöslichen Ballaststoffe (der sogenannte Trester, s. Kasten rechts) werden abgetrennt. Zurück bleibt eine klare Flüssigkeit, die nur noch lösliche Ballaststoffe enthält, zusammen mit einer Fülle an Vitaminen, Mineralstoffen, Enzymen und sekundären Pflanzenstoffen. Da der Darm diese Nährstoffe nicht mehr aufwendig aufschließen muss, gelangen sie besonders schnell ins Blut und stehen den Zellen nahezu unmittelbar zur Verfügung. So kannst du mit einem Glas frisch gepresstem Saft in wenigen Minuten eine große Menge bioverfügbarer Nährstoffe aufnehmen – ohne zusätzliche Verdauungsarbeit.

Auch energetisch bedeutet das Entsaften eine Entlastung: Der Körper muss weniger Energie in die Verdauung investieren und kann diese für andere Prozesse nutzen. Viele Menschen berichten deshalb, dass sie sich nach dem Trinken eines frisch gepressten Gemüsesafts frischer und klarer fühlen – ohne das Völlegefühl, das nach einer Mahlzeit oft entsteht. In kalt gepressten Säften bleiben also vor allem lösliche Ballaststoffe sowie die Nährstoffe aus dem Pflanzenwasser erhalten – eine Kombination, die leicht verdaulich ist und den Körper dennoch wirkungsvoll versorgt.

Lösliche und unlösliche Ballaststoffe

Unter Ballaststoffen versteht man die unverdaulichen Bestandteile pflanzlicher Lebensmittel, die im Darm wichtige Aufgaben übernehmen. Es gibt zwei Arten, beide wirken unterschiedlich:

Unlösliche Ballaststoffe (z. B. Zellulose, Hemicellulose, Lignin) …

- bilden die Struktur von Pflanzenfasern
- regen die Darmtätigkeit an, sorgen für Volumen,
- bleiben beim Entsaften größtenteils im Trester zurück (ohne Vitamine oder Mineralstoffe, denn diese lösen sich im Pflanzenwasser und bleiben im Saft enthalten).

Lösliche Ballaststoffe (z. B. Pektin, Inulin, Oligofruktose, Beta-Glucane) …

- lösen sich im Wasser, bilden eine gelartige Substanz,
- fördern eine gesunde Darmschleimhaut,
- dienen nützlichen Darmbakterien als Nahrung (präbiotisch),
- stabilisieren den Blutzuckerspiegel,
- bleiben beim Entsaften im Saft enthalten.

Entzündungshemmende Wirkung

Chronische Entzündungen gehören zu den häufigsten Ursachen zahlreicher moderner Beschwerden. Sie zeigen sich an vielfältigen Symptomen – angefangen von Verdauungsproblemen über Hautunreinheiten bis hin zu Erschöpfung oder hormonellen Störungen. Oft bleiben sie lange unbemerkt (und heißen daher auch »stille Entzündungen«), wirken aber im Hintergrund und schwächen den gesamten Organismus.

Unser Körper reagiert auf Reize wie Viren, Bakterien, Pilze oder Umweltgifte mit einer Entzündung – das ist zunächst ein sinnvoller Selbstheilungsmechanismus. Dabei erkennt das Immunsystem fremde oder schädliche Stoffe und setzt eine Abwehrreaktion in Gang: Blutgefäße weiten sich, damit mehr Abwehrzellen und Botenstoffe an die betroffene Stelle gelangen können. Diese bekämpfen die Eindringlinge, reparieren geschädigtes Gewebe und sorgen dafür, dass Krankheitserreger beseitigt werden. Typische Begleiterscheinungen wie Rötung, Wärme, Schwellung oder Schmerz zeigen, dass der Körper aktiv arbeitet, um sich zu heilen. Problematisch wird es, wenn diese Prozesse nicht mehr abklingen. Eine ungünstige Ernährung, Dauerstress oder eine gestörte Darmflora können dann dazu führen, dass Entzündungen chronisch werden. Vor allem stark verarbeitete Lebensmittel und Fertigprodukte, raffinierter Zucker, minderwertige Fette oder Alkohol fördern Entzündungsprozesse und belasten den Darm. Gleichzeitig fehlt es vielen Menschen an schützenden, entzündungshemmenden Pflanzenstoffen – genau deshalb sind frisch gepresste Gemüsesäfte so wirkungsvoll.

Kalt gepresste Säfte liefern eine konzentrierte Portion entzündungshemmender Nährstoffe, Antioxidantien und Enzyme, die den Körper bei Regeneration und Heilung unterstützen. Besonders wirkungsvoll sind Zutaten wie z. B.:

- Dunkelgrünes Blattgemüse (z. B. Spinat, Grünkohl, Wildkräuter) – sind reich an Chlorophyll und Magnesium.
- Kurkuma und Ingwer – wirken stark entzündungshemmend und antioxidativ.
- Beeren und Zitrusfrüchte – liefern wertvolles Vitamin C.
- Knoblauch und Sellerie – wirken antibakteriell und entgiftend.

Natürlich können auch Säfte keine ausgewogene Ernährung ersetzen, aber sie können sie ideal ergänzen. Wer regelmäßig frisch gepresste Pflanzensäfte trinkt, unterstützt den Körper dabei, Entzündungen sanft abklingen zu lassen und wieder in Balance zu kommen.

Hydration – Pflanzenwasser für jede Zelle

Wasser ist die Grundlage allen Lebens und auch für unseren Körper der wichtigste Stoff überhaupt. Es dient als Transport- und Lösungsmittel, bildet die Basis für Blut und Lymphe und ist an nahezu jedem Stoffwechselprozess beteiligt. Ohne eine ausreichende Flüssigkeitsversorgung können Nährstoffe nicht zu den Zellen gelangen und Abfallprodukte nicht effektiv abtransportiert werden. Ein erwachsener Körper besteht zu rund 65 Prozent aus Wasser. Etwa zwei Drittel davon befinden sich im Inneren der Zellen – im sogenannten intrazellulären Raum –, der Rest verteilt sich auf die Flüssigkeit zwischen den Zellen, das Blutplasma und die Lymphflüssigkeit. In diesem sensiblen Gleichgewicht spielt Wasser eine Schlüsselrolle: Es versorgt die Zellen mit Nährstoffen und hält das Zellmilieu stabil.

Frisch gepresste Gemüsesäfte liefern strukturiertes Pflanzenwasser, das dem Wasser in unseren Körperzellen ähnelt. Dieses Zellwasser ist kein »totes« Leitungswasser, sondern natürlich mit Enzymen, Mineralstoffen und Antioxidantien angereichert. Dadurch kann es besonders leicht in die Zellen gelangen und sorgt für die sogenannte zelluläre Hydration (s. Kasten). Wasser übernimmt im Körper nicht nur Transportaufgaben,

Gut zu wissen

Der wissenschaftlich korrekte Ausdruck lautet »Hydratation« und beschreibt die Bindung von Wasser in Zellen oder Molekülen. Im allgemeinen Sprachgebrauch hat sich jedoch »Hydration« durchgesetzt, der Begriff ist gebräuchlicher und wird von den meisten Menschen intuitiv verstanden.

sondern auch eine zentrale Reinigungsfunktion. Es versorgt die Zellen mit Sauerstoff und Nährstoffen und leitet gleichzeitig Stoffwechselrückstände ab. Kommt dieser Abtransport ins Stocken, etwa durch Bewegungsmangel, Flüssigkeitsmangel oder eine Übersäuerung, bleiben diese Rückstände in der Zellumgebung zurück. Das Bindegewebe, insbesondere die »Zwischenflüssigkeit« zwischen den Zellen, wird dadurch zunehmend belastet und kann »verschlacken«. Die Folge: Der Austausch zwischen Zellen und Umgebung verlangsamt sich, Nährstoffe und Sauerstoff gelangen schlechter dorthin, wo sie gebraucht werden.

Auf Dauer entsteht so eine Art zelluläre Mangelversorgung, die viele chronische Beschwerden und Entzündungsprozesse begünstigen kann. Gemüsesäfte sind also nicht nur einfache Flüssigkeitslieferanten, sondern versorgen die Zellen gleichzeitig mit allem, was sie für ihre Funktion benötigen: Mineralstoffe, Elektrolyte, Enzyme und sekundäre Pflanzenstoffe. Diese Kombination macht Pflanzenzellwasser zu einer der hochwertigsten Formen der Flüssigkeitszufuhr. Wenn der Körper mit dieser

Was sind Zellen?

Jede Zelle ist wie eine kleine Fabrik, die ununterbrochen arbeitet: Sie nimmt Nährstoffe auf, wandelt sie in Energie um und gibt Abfallstoffe wieder ab. Damit die Prozesse reibungslos ablaufen, braucht die Zelle eine stabile Umgebung: ausreichend Flüssigkeit, Sauerstoff und Nährstoffe. Über die Zellmembran tauscht sie ständig Stoffe mit ihrer Umgebung aus – sie »atmet«, »trinkt« und »entgiftet«. Zellen erneuern sich regelmäßig – Hautzellen etwa alle paar Wochen, Leberzellen innerhalb weniger Monate.

lebendigen Flüssigkeit versorgt ist, laufen alle Prozesse harmonischer ab: Der Stoffwechsel funktioniert reibungslos, die Entgiftung wird erleichtert, Haut, Bindegewebe und Energiehaushalt profitieren sichtbar.

Zellschutz dank der Kraft der Konzentration

Ein weiterer Vorteil liegt in der konzentrierten Power frisch gepresster Säfte: Um eine vergleichbare Menge an Nährstoffen über feste Nahrung aufzunehmen, müsstest du täglich große Mengen Obst und Gemüse essen (s. Kasten S. 16). Moderne Anbaumethoden und ausgelaugte Böden führen zudem dazu, dass heutige Pflanzen teilweise weniger Nährstoffe enthalten als ihre Urformen. Ein Glas frisch gepresster Saft bündelt diese Nährstoffe in wenigen Schlucken. In unserer modernen Lebensweise sind wir oft erhöhtem oxidativem Stress ausgesetzt – durch Umweltbelastungen, Stress, Schlafmangel oder unausgewogene Ernährung –, was zu einem erhöhten Nährstoffbedarf führt. Kalt gepresste Säfte können hier ein effizienter Weg sein, große Mengen an Nährstoffen aufzunehmen, Nährstofflücken zu schließen und den Körper bei gesundheitlichen Herausforderungen zu unterstützen.

Optimaler Nährstoff-Mix zum Regenerieren

Darüber hinaus kannst du beim Entsaften ganz einfach verschiedenes Obst und Gemüse miteinander kombinieren – und so gezielt bestimmte Nährstoffe aufnehmen. Ernährungsstudien zeigen, dass eine große pflanzliche Vielfalt – der regelmäßige Verzehr von mindestens 30 verschiedenen Pflanzen pro Woche – die Darmflora stärken, den Stoffwechsel regulieren und Entzündungsprozesse im Körper reduzieren kann. Jede Pflanze liefert eigene Ballaststoffe, Vitamine, sekundäre Pflanzenstoffe und Antioxidantien, die gemeinsam das Immunsystem unterstützen und zur Regeneration beitragen. Frisch gepresste Säfte machen diese Vielfalt möglich, auch wenn der Alltag einmal hektisch ist: Schon wenige Gläser pro Woche können einen bunten Mix aus Gemüse, Kräutern, Obst und Wurzeln enthalten – eben aus verschiedenen Pflanzen.

Gut zu wissen

Beispiel Sellerie: Für 250 ml Selleriesaft benötigst du etwa eine halbe Staude – eine Menge, die viele Menschen sonst in einer ganzen Woche nicht essen würden. Als Saft nimmst du diese Portion in wenigen Minuten zu dir und versorgst deinen Körper mit einer Vielzahl von Mineralstoffen und Spurenelementen.

Wirkung auf den Säure-Basen-Haushalt

Unser Körper ist darauf ausgerichtet, in einem fein abgestimmten Gleichgewicht zwischen Säuren und Basen zu arbeiten. Dieser natürliche Regelmechanismus – der sogenannte Säure-Basen-Haushalt – sorgt dafür, dass in jedem Körperbereich die richtigen Bedingungen herrschen: Während der Magen für die Verdauung ein saures Milieu benötigt, arbeitet der Dünndarm in einem eher basischen Umfeld. Nur wenn das Zusammenspiel harmonisch verläuft, können alle Stoffwechselvorgänge reibungslos funktionieren. In der klassischen Ernährungswissenschaft gilt der Säure-Basen-Haushalt meist als selbstregulierend. Tatsächlich verfügt der Organismus über ausgeklügelte Puffersysteme, die überschüssige Säuren über Atmung, Haut, Nieren und Darm ausgleichen. Doch unsere heutige Lebensweise stellt diese zunehmend auf die Probe. Im Vergleich zu früher hat sich unsere Ernährung deutlich verändert. Viele Menschen greifen heute oft zu verarbeiteten Lebensmitteln, Zucker, Weißmehl, Fleisch, Kaffee oder Softdrinks. Dadurch können im Körper vermehrt Säuren entstehen, während gleichzeitig basisch wirkende Mineralstoffe für die Neutralisation fehlen. Auch Stress, Bewegungsmangel und Umweltgifte können die Balance stören. Damit der Organismus stabil bleibt, müssen die Säuren regelmäßig ausgeschieden oder mit Mineralstoffen gebunden werden. Reichen die körpereigenen Reserven nicht aus, greift der Körper auf Mineralstoffe aus Depots wie Bindegewebe, Haut oder Knochen zurück. Basenbildende Lebensmittel wie Gemüse, Kräuter, Sprossen oder Obst liefern wertvolle Mineralstoffe, vor allem Kalium, Magnesium und Kalzium. Sie helfen, überschüssige Säuren zu neutralisieren, unterstützen die natürliche Ausleitung über Nieren und Lymphe und bringen den Körper sanft wieder in Balance. Wer regelmäßig frische, mineralstoffreiche Pflanzen in den Alltag integriert, entlastet sanft den Stoffwechsel.

Säure-Basen-Wissen kompakt

Die Lebensmittel lassen sich danach unterteilen, ob sie im Körper zu Säuren oder Basen abgebaut werden. Die meisten Menschen nehmen mehr Säurebildner auf. Damit die Balance im Stoffwechsel jedoch erhalten bleibt, müssen wir diese Säuren regelmäßig ausscheiden oder mit Mineralstoffen binden und gleichzeitig auch reichlich Basenbildner essen.

Säurebildner:

Fleisch, Wurst, Zucker, Weißmehl, viele Milchprodukte, Kaffee, Softdrinks, Alkohol

Basenbildner:

Blattsalate, grünes Gemüse, Wildkräuter, Keimlinge und Sprossen, Wurzeln und Obst

Eine pflanzenreiche, naturbelassene Ernährung sowie frisch gepresste Gemüsesäfte liefern basische Mineralstoffe wie Kalium, Magnesium und Kalzium in idealer Form und hochkonzentriert. Diese helfen, überschüssige Säuren zu binden und auszuscheiden.

Säfte vs. Smoothies – was ist der Unterschied?

Smoothies und frisch gepresste Säfte werden oft in einem Atemzug genannt – beide gelten als gesund, beide enthalten Obst und Gemüse. Doch tatsächlich wirken sie völlig unterschiedlich in deinem Körper.

Entscheidend: Die Ballaststoffe

Smoothies enthalten alle (!) Ballaststoffe des verwendeten Obstes und Gemüses. Die Pflanzenfasern sorgen dafür, dass die Nährstoffe langsam und gleichmäßig ins Blut gelangen. Ein Smoothie funktioniert daher wie eine vollwertige Mahlzeit – er sättigt mehrere Stunden und stabilisiert den Blutzucker. Zusätzlich enthalten viele Smoothies Fette (z. B. aus Nüssen, Samen, Avocado) und Proteine (z. B. aus Proteinpulver, Joghurt). Diese Kombination macht sie sehr nahrhaft und sättigend, bedeutet aber auch deutlich mehr Verdauungsarbeit für deinen Körper.

Säfte sind gezielt von (unlöslichen) Ballaststoffen befreit. Dadurch liegen die Nährstoffe hochkonzentriert und sofort verfügbar vor. Ohne die »Bremse« der Ballaststoffe können Vitamine, Mineralstoffe und sekundäre Pflanzenstoffe schnell aufgenommen werden. Das macht Säfte weniger sättigend, aber dafür sehr leicht verdaulich, entlastend für das Verdauungssystem und schnell wirksam. Wichtig: Lösliche Ballaststoffe (wie Pektin) bleiben im Saft erhalten und unterstützen die Darmgesundheit.

Warum Säfte für Therapiezwecke besser sind

- Maximale Nährstoffkonzentration: Für ein Glas Möhrensaft benötigst du 6–8 Möhren. Ein Smoothie daraus wäre zu dickflüssig und aufwendiger für die Verdauung. Als Saft trinkst du sie in wenigen Minuten.

- Entlastung statt Belastung: Gerade wenn dein Körper Unterstützung braucht – bei Haut-, Darmbeschwerden oder Erschöpfung –, bedeuten Ballaststoffe zusätzliche Verdauungsarbeit. Säfte erlauben eine Pause und versorgen dich trotzdem optimal mit Nährstoffen.
- Schnelle Wirkung: Die Nährstoffe aus Säften erreichen deine Zellen viel schneller als die aus Smoothies. Wenn du gezielt etwas für deine Gesundheit tun möchtest, ist diese schnelle Bioverfügbarkeit hilfreich.
- Gezielte therapeutische Anwendung: Säfte lassen sich aufgrund der gewählten Zutaten sehr präzise auf bestimmte Beschwerden abstimmen, wie etwa bei Eisenmangel (Wildkräuter, Petersilie, Rote Bete), Entzündungen (Kurkuma, Ingwer, Sellerie, Blattgrün) oder für die Hormonbalance (Kreuzblütler, Granatapfel, Kräuter). Diese Konzentration wäre als Smoothie kaum alltagstauglich.

Was spricht für Smoothies?

Auch wenn die Liste der Vorteile von Säften lang ist: Auch Smoothies haben definitiv ihre Berechtigung, und zwar aus folgenden Gründen:

- Als Mahlzeitenersatz: Die Ballaststoffe machen länger satt.
- Für gesunde Verdauung: Sie füttern die guten Darmbakterien.
- Einfache Zubereitung: Alles in den Mixer – fertig!

Es muss kein Entweder-oder sein. In der Praxis ergänzen sich beide wunderbar: Morgens trinkst du nüchtern einen Saft für die gezielte Nährstoffzufuhr, später als Snack einen Smoothie für lang anhaltende Sättigung.

Mein Fazit

Smoothies haben trotz allem ihren festen Platz in einer gesunden Ernährung – vor allem, wenn du satt werden, deine nützlichen Darmbakterien füttern und mehr Ballaststoffe in den Alltag integrieren möchtest. Für die gezielte Unterstützung bei Beschwerden sind Säfte jedoch meist das präzisere Werkzeug – und deshalb die Hauptdarsteller in diesem Buch.
In den folgenden Kapiteln wirst du sehen, wie spezifisch zusammengestellte Säfte bei verschiedenen Beschwerden unterstützen können.

Superfoods – für den entscheidenden Unterschied

Bestimmte Pflanzen enthalten extraviele gesundheitsfördernde Inhaltsstoffe. Frisch gepresst kann dein Körper sie sehr effizient nutzen.

Echte Gesundheits-Booster

Die Zutaten in meinen Saftrezepten sind echte Multitalente: Sie liefern nicht nur Vitamine und Mineralstoffe, sekundäre Pflanzenstoffe und Enzyme, sondern wirken gleich auf mehreren Ebenen im Körper. Viele besitzen entzündungshemmende, antioxidative oder entgiftende Eigenschaften – genau das, was unser Körper in stressigen Zeiten braucht.

Besonders wertvolle Pflanzeninhaltsstoffe

Sekundäre Pflanzenstoffe sind keine essenziellen Nährstoffe wie Vitamine oder Mineralstoffe, leisten aber einen wichtigen Beitrag zu unserer Gesundheit. Sie entstehen in Obst, Gemüse und Kräutern als natürliche Schutz- und Signalstoffe und haben zugleich wertvolle Effekte auf körperliche Prozesse. Zu den wichtigsten Gruppen gehören Polyphenole (wie Flavonoide und Phenolsäuren), Carotinoide, Glucosinolate, Schwefelverbindungen, Phytosterine und verschiedene aromatische Pflanzenstoffe wie ätherische Öle. Jede bringt eigene Stärken mit – von antioxidativen Effekten bis hin zur Unterstützung der Verdauung. Ihre Wirkung beruht dabei nicht auf einem einzelnen Stoff, sondern auf dem Zusammenspiel verschiedener natürlicher Verbindungen innerhalb der Pflanze.

Auf den nächsten Seiten stelle ich dir zwölf Pflanzen vor, die häufig in meinen Rezepten vorkommen. Diese Superfoods enthalten extraviele Mikronährstoffe und entfalten frisch gepresst als Saft ihre ganze Kraft – die Natur hält für jedes Bedürfnis die passende Pflanze bereit.

Rote Bete: Knollen mit Tiefenwirkung

Super im Saft

Die roten Knollen stärken Blutkreislauf und Eisenhaushalt.

Ihre kräftige, erdige Farbe verdankt die Rote Bete dem Pflanzenfarbstoff Betanin, einem starken Antioxidans mit entzündungshemmender und zellschützender Wirkung. Doch die rote Knolle kann noch mehr: Sie enthält natürliche Nitrate, die im Körper zu Stickstoffmonoxid umgewandelt werden – einem Botenstoff, der die Blutgefäße weitet und die Durchblutung verbessert.

Diese durchblutungsfördernde Wirkung kann nicht nur Kopfschmerzen lindern, sondern auch Bluthochdruck positiv beeinflussen, die Sauerstoffversorgung der Zellen verbessern und sogar die sportliche Leistungsfähigkeit steigern. Zudem stärkt Rote Bete Herz und Gefäße, unterstützt die Leber bei der Entgiftung und wirkt blutbildend – besonders wertvoll für Frauen während der Menstruation.

Praxis-Tipp

Rote Bete am besten immer roh entsaften, denn beim Kochen gehen viele hitzeempfindliche Vitalstoffe verloren. Beim Verarbeiten empfiehlt es sich, Einweghandschuhe zu tragen, da der intensive Pflanzenfarbstoff hartnäckige Flecken hinterlässt.

Das passt dazu

- Kombiniere Rote Bete mit Apfel, Möhre oder Zitrone, um die Süße abzurunden und dank Vitamin C die Eisenaufnahme zu verbessern.
- Rote Bete schmeckt leicht erdig und süßlich. Wer das Erdige nicht mag, kann sie mit Ingwer, Zitrone oder Orange abmildern.

Sellerie: Klassiker mit Kultstatus

Selleriesaft hat sich nicht ohne Grund zu einem Trend entwickelt – und das vor allem dank Anthony William (s. S. 81), der ihn als eines der heilsamsten Lebensmittel für Darm, Leber und Nervensystem bekannt gemacht hat. Die Stangen enthalten einzigartige Natriumverbindungen, die in keiner anderen Pflanze vorkommen. Sie wirken entzündungshemmend, antibakteriell und antiviral – und unterstützen unseren Körper dabei, Giftstoffe auszuleiten.

Sellerie ist außerdem reich an Mineralstoffen, Spurenelementen und sekundären Pflanzenstoffen wie etwa Chlorophyll. Er regt die Verdauung an, wirkt basisch, entwässert sanft und kann bei regelmäßigem Verzehr Hautprobleme, Blähungen oder chronische Entzündungen lindern.

Gut zu wissen

Die grünen Blätter können auch entsaftet werden – sie enthalten besonders viel Chlorophyll und sekundäre Pflanzenstoffe. Aber Achtung: Sie machen den Saft intensiv bitter und können dazu führen, dass der Saft »ausflockt« (das heißt, kleine Klumpen bildet). Das ist unbedenklich, aber gewöhnungsbedürftig.

Noch mehr Infos rund um den magischen Selleriesaft findest du im Rezeptkapitel auf S. 80/81.

Super im Saft

Mit den grünen Stangen gelingt die Entwässerung.

Super im Saft

Wildkräuter punkten mit Bitterstoffen und Antioxidantien.

Wildkräuter: Nährstoffbomben aus der Natur

Wildkräuter enthalten deutlich mehr Nährstoffe als viele kultivierte Küchenkräuter. Sie wachsen meist auf unberührten Böden und bilden natürliche Schutzstoffe, um sich in der Natur durchzusetzen. Diese kommen uns Menschen in Form von sekundären Pflanzenstoffen, Chlorophyll, Mineralstoffen, Vitaminen, Enzymen und Bitterstoffen zugute. Während Obst und Gemüse aus dem Supermarkt durch Züchtung und lange Transportwege häufig weniger Bitterstoffe und Antioxidantien enthalten, bringen Wildkräuter genau diese wertvolle Vielfalt mit. Meine Favoriten unter den Wildkräutern sind Brennnessel und Löwenzahn – schon 1 Handvoll Blätter von ihnen kann deine Säfte enorm bereichern.

Brennnessel

Sie gilt als die Königin der Wildkräuter: Die Inhaltsstoffe der Brennnessel wirken blutreinigend, blutbildend und entwässernd. Ihre Spurenelemente (u. a. Eisen, Mangan, Kupfer, Kieselsäure) und Mineralstoffe (u. a. Kalzium, Magnesium und Kalium) machen sie zu einer echten Beauty-Pflanze für Haut und Haare.

Praxis-Tipp

Beim Sammeln von Brennnesseln bitte unbedingt Handschuhe tragen, denn die Brennhaare sorgen sonst für unangenehmes Brennen und kleine Quaddeln. Beim Entsaften verlieren die Haare ihre reizende Wirkung vollständig: Durch den Druck im Entsafter werden sie zerdrückt, und die enthaltene Ameisensäure wird neutralisiert. Im fertigen Saft spürt man davon nichts – die wertvollen Inhaltsstoffe bleiben erhalten.

Achtung, nicht verwechseln!

Wer zum ersten Mal Wildkräuter sammelt, verwechselt leicht die Brennnessel mit ihrer Verwandten, der Taubnessel. Auf den ersten Blick ähneln sich die beiden stark – doch bei genauerem Hinsehen (und spätestens beim Anfassen!) zeigen sich die Unterschiede deutlich.

- Die Brennnessel besitzt feine Brennhaare auf Blättern und Stängeln, die bei Berührung ein bekanntes Brennen auf der Haut verursachen.
- Die Taubnessel hat keine Brennhaare und kann problemlos berührt werden. Sie wirkt milder und antientzündlich und wird in der Naturheilkunde oft bei Frauen- oder Verdauungsbeschwerden eingesetzt.

Löwenzahn

Er ist ein echtes Detox-Talent: Der Löwenzahn unterstützt Leber, Galle und Verdauung, wirkt harntreibend und hilft, Stoffwechselrückstände auszuscheiden. Seine Bitterstoffe regen die Verdauungssäfte an und fördern die Fettverdauung. Löwenzahn liefert viel Kalium, Magnesium und Vitamin C, was ihn für Detox- und Leber-Säfte auszeichnet.

Praxis-Tipp

Besonders die jungen Löwenzahnblätter sind mild im Geschmack und lassen sich wunderbar mit Apfel, Gurke oder Zitrone kombinieren.

Gut zu wissen

Wildkräuter immer fernab von Straßen und Hundewiesen sammeln. In ein feuchtes Tuch wickeln oder in einem Glas Wasser kühl lagern – so bleiben sie drei bis fünf Tage frisch.

Petersilie: Grüne Power für Leber, Nieren und Haut

Super im Saft
Der hohe Chlorophyllgehalt fördert Blutreinigung und Zellregeneration.

Petersilie ist weit mehr als ein Küchenkraut – sie ist eine Heilpflanze, die schon in der Antike verwendet wurde. Sie enthält große Mengen Chlorophyll, Vitamin C, Eisen, Kalium und ätherische Öle – eine echte Detox-Helferin! Denn die Petersilie verfügt über viele Health-Benefits:

- Blutreinigend und Entwässernd: Sie unterstützt die Nieren bei der Ausleitung von Wassereinlagerungen.
- Leberentgiftend: Sie aktiviert Enzyme und schützt Leberzellen.
- Entzündungshemmend: Lindert etwa Hautprobleme, Gelenkschmerzen und Verdauungsbeschwerden.
- Immunstärkend: Dank ihres hohen Vitamin-C-Gehalts (mehr als Zitrone!) pusht sie das Immunsystem.
- Hormonregulierend: Gilt als Naturheilmittel bei Zyklusbeschwerden.

Bitte in Maßen!

Zu viel Petersilie – vor allem die Stängel – können den frisch gepressten Saft bitter machen und zum »Ausflocken« führen (kleine Klumpen entstehen). Das ist unbedenklich, aber gewöhnungsbedürftig.

Praxis-Tipps

- Dosierung beim Entsaften: ½ Bund pro Person für Einsteiger, 1 ganzes Bund für Fortgeschrittene
- Lagerung: Petersilie in einem Glas Wasser im Kühlschrank aufbewahren, so bleibt sie bis zu einer Woche frisch.
- Achtung: Schwangere sollten größere Mengen Petersilie meiden, da die Inhaltsstoffe auch wehenfördernd wirken können.

Zitrone: Frische mit Mehrwert

Die Zitrone dient nicht nur als Geschmacksgeber, sondern ist ein echtes Detox-Wunder und sollte in keinem Saft fehlen. Ihr hoher Gehalt an Vitamin C stärkt das Immunsystem, schützt die Zellen vor oxidativem Stress und verbessert die Aufnahme von Eisen aus pflanzlichen Lebensmitteln erheblich. Zitronen sind gleich aus mehreren Gründen wertvoll:

- Basisch trotz Säure: Obwohl Zitronen sauer schmecken, wirken sie im Körper basenbildend und helfen, den Säure-Basen-Haushalt in der Balance zu halten.
- Leberaktivierend: Zitronen regen die Gallenproduktion an und unterstützen die Entgiftung.
- Kollagenbildend: Ihr Vitamin C ist essenziell für starkes Bindegewebe, straffe Haut und gesunde Gelenke.
- Verdauungsfördernd: Sie kurbeln die Säfte in Magen und Darm an, besonders morgens auf nüchternen Magen.

Praxis-Tipps

- Am besten immer Bio-Ware: Konventionell angebaute Zitronen sind oft stark mit Pestiziden belastet und gewachst.
- Mit oder ohne Schale? Die Schale enthält wertvolle ätherische Öle, kann aber bitter schmecken. Für Säfte die Schale besser entfernen, außer du magst Bitteraroma.
- Allrounder: Passt zu allem – bringt ein frisches Aroma in Säfte und mildert den Geschmack etwa von Roter Bete und Sellerie.

Super im Saft
Verbessert die Eisenaufnahme aus Spinat, Brennnessel und Roter Bete.

Super im Saft

Bringt die Sonne nicht nur in deine Säfte, sondern auch in deine Stimmung.

Kurkuma: Die entzündungshemmende Wurzel

Die Wurzel der Kurkuma (Gelbwurz) gilt als eines der kraftvollsten Naturheilmittel überhaupt. Ihr Hauptwirkstoff Curcumin ist ein starkes Antioxidans, das Zellen vor oxidativem Stress schützt, Entzündungen hemmt und das Immunsystem stärkt. Das macht Kurkuma so wertvoll:

- Entzündungshemmend: Wirkt auf zellulärer Ebene gegen stille Entzündungen.
- Leberstärkend: Aktiviert Entgiftungsenzyme und schützt Leberzellen.
- Verdauungsfördernd: Regt die Gallenproduktion an.
- Schmerzlindernd: Kann bei Regelschmerzen, Kopfschmerzen oder Gelenkbeschwerden helfen.

Bioverfügbarkeit

Curcumin wird häufig mit schwarzem Pfeffer kombiniert. Das darin enthaltene Piperin erhöht die Aufnahme von Curcumin um das bis zu 2000-Fache. Auch eine kleine Menge Fett verbessert die Verwertung – in deinem Saft würde ich allerdings von Öl abraten (s. S. 146).

Praxis-Tipps

- Handschuhe tragen: Kurkuma hinterlässt intensive, hartnäckige Flecken auf Haut, Kleidung und Arbeitsflächen.
- Dosierung: 1–3 cm frische Wurzel pro Saft (entspricht 10–30 g).
- Allrounder: Lässt sich gut mit Möhre, Orange, Ingwer, Ananas oder Rote Bete kombinieren.
- Frisch oder gemahlen: Die frische Wurzel ist intensiver und enthält mehr ätherische Öle – das gemahlene Pulver ist aber ebenso wirksam.

Ingwer: Scharf, stark und vielseitig

Super im Saft
Harmoniert mit fast allem – Ananas, Äpfel, Möhre, Rote Bete, Zitrus.

Er ist ein wahres Allroundtalent und wird in der traditionellen chinesischen Medizin (TCM) und im Ayurveda seit Jahrtausenden als Heilpflanze geschätzt. Seine natürliche Schärfe verdankt der Ingwer den Gingerolen – bioaktiven Substanzen mit stark entzündungshemmender und schmerzlindernder Wirkung. Das kann Ingwer:

- Fördert die Durchblutung: Wärmt von innen, ideal bei kalten Händen und Füßen.
- Lindert Entzündungen bei Gelenk-, Kopf- und Regelschmerzen.
- Stärkt das Immunsystem: Bekämpft Bakterien und Viren.
- Kurbelt den Stoffwechsel an: Pusht Verdauung und Fettverbrennung.
- In der Schwangerschaft kann Ingwer – insbesondere bei Übelkeit – in moderaten Mengen helfen, größere Mengen sollten vermieden werden, da Ingwer die Durchblutung anregt und Wehen fördern kann.

Praxis-Tipps

- Dosierung: 1–2 cm pro Saft für Einsteiger, 3–5 cm für Erfahrene.
- Schälen oder nicht? Auch wenn man Bio-Ingwer nicht schälen muss, kann die Schale manche Entsafter stärker beanspruchen.
- Achtung: Bei Magenproblemen oder Sodbrennen mit Ingwer vorsichtig sein – die Schärfe kann die Magenschleimhäute reizen.

Aus der Region

Ingwer ist mittlerweile auch aus Deutschland oder den Niederlanden erhältlich. Wenn möglich, wähle Bioqualität aus Peru – diese ist meist weniger mit Pestiziden belastet als konventionelle Ware aus China.

Granatapfelkerne: Rote Perlen für den Zellschutz

Super im Saft
Die roten Kerne schmecken süß und etwas sauer, aber auch leicht bitter.

Die rubinroten Kerne des Granatapfels gelten seit der Antike als Symbol für Fruchtbarkeit, Jugend und Gesundheit. Sie sind reich an Polyphenolen, Flavonoiden und Punicalaginen, die zu den stärksten pflanzlichen Antioxidantien überhaupt zählen. Was der Granatapfel alles kann:

- Zellschutz: Bekämpft freie Radikale und oxidativen Stress.
- Entzündungshemmend: Wirkt lindernd bei chronischen Entzündungen, Gelenkschmerzen und Hautproblemen.
- Herz- und Gefäßschutz: Senkt den Blutdruck, verbessert die Cholesterinwerte und schützt die Arterien.
- Hormonbalance: Enthält Phytoöstrogene, die den Hormonhaushalt sanft ausgleichen können.
- Hautstraffend: Unterstützt die Kollagenbildung und gilt daher als echte »Anti-Aging-Frucht«.

Wertvoll für Frauen:

Granatapfel kann den Östrogenhaushalt positiv beeinflussen, die Gebärmutterschleimhaut stärken und Wechseljahresbeschwerden lindern. In der Follikelphase des Zyklus kann er die Fruchtbarkeit unterstützen.

Praxis-Tipps

- Die weiße Haut zwischen den Kernen ist essbar und enthält ebenfalls wertvolle Polyphenole und Bitterstoffe, die die entgiftende Wirkung verstärken. Allerdings macht sie den Saft deutlich bitterer.
- Lagerung: Bereits ausgelöste Granatapfelkerne halten sich im Kühlschrank in einer gut verschlossenen Dose drei bis fünf Tage.

Super im Saft

Das bittere Aroma macht sie ideal für den Start in einen energiereichen Tag.

Grapefruit: Bitterstoff mit Balance-Effekt

Die Grapefruit ist eine echte Powerfrucht für Stoffwechsel, Leber und Hormonbalance. Ihr leicht bitterer Geschmack verrät auch ihre Wirkung: Sie enthält viele Bitterstoffe (vor allem Naringin), die Leber und Verdauung anregen und dabei helfen, Fette und Giftstoffe besser zu verarbeiten. Zudem ist sie reich an Vitamin C, Kalium, Lycopin und Flavonoiden, die die Zellgesundheit fördern, das Immunsystem stärken und freie Radikale neutralisieren. Durch ihre leicht entwässernde Wirkung kann Grapefruit helfen, Wassereinlagerungen zu reduzieren und den Körper zu entlasten.

Östrogene, aufgepasst!

Grapefruit kann den Abbau von Östrogen in der Leber verlangsamen. Das kann bei Östrogendominanz problematisch sein, bei niedrigen Östrogenspiegeln aber hilfreich.

Gut zu wissen

Grapefruit hemmt spezifische Enzyme in der Leber, die für den Abbau bestimmter Medikamente zuständig sind. Das kann die Wirkung der Arzneimittel verstärken oder verändern. Wenn du regelmäßig Medikamente nimmst (z. B. Blutdruck-/Cholesterinsenker, Antibabypille), sprich mit deinem Arzt, bevor du regelmäßig Grapefruitsaft trinkst.

Praxis-Tipps

- Geschmack: Frisch, herb, leicht bitter – perfekt für alle, die keine zu süßen Säfte mögen.
- Immer bio: Konventionelle Grapefruits sind oft stark gespritzt!

Aloe vera: Für eine gesunde Darmschleimhaut

Super im Saft

Aloe vera schmeckt mild, erfrischend und leicht bitter – ideal für ein sanftes Detox.

Die Aloe vera gilt als eine der ältesten Heilpflanzen der Welt. Heute weiß man: Ihre Wirkung entfaltet sich nicht nur äußerlich, sondern auch in unserem Körper. Der klare Pflanzensaft im Inneren der Blätter enthält über 200 bioaktive Substanzen wie Enzyme, Aminosäuren, Vitamine, Mineralstoffe und Polysaccharide. Besonders Letztere sind es, die die Aloe vera so einzigartig machen. Sie unterstützen die Zellregeneration, wirken entzündungshemmend und fördern die natürliche Entgiftung über Leber und Darm. Achtung: In der Schwangerschaft wird von der innerlichen Anwendung von Aloe vera abgeraten.

Bauchschmeichler

Aloe vera hilft, die Darmschleimhaut zu beruhigen und die Verdauung sanft zu regulieren. Viele empfinden sie als wohltuend bei Reizdarm, Völlegefühl oder Hautproblemen, die mit dem Darm in Verbindung stehen. Die Aloe kann auch die Nährstoffaufnahme verbessern – wichtig, wenn du regelmäßig Säfte trinkst und dem Körper Vitalstoffe zuführst.

Praxis-Tipps

Für den Saft ausschließlich das klare Gel aus dem Inneren der Blätter verwenden, nicht die gelbliche Schicht direkt unter der Schale, da sie das abführend wirkende Aloin enthält. Dieser Bitterstoff befindet sich vor allem im gelblichen Aloe-Latex der äußeren Randschichten, nicht im Gel selbst. Am besten ein Aloe-vera-Blatt frisch abschneiden, mit der Schnittfläche nach unten ca. eine Std. »ausbluten« lassen, die grüne Schale entfernen und das klare Filet verwenden, ein kleines Stück genügt.

Sprossen: Enzymreiche Nährstoffwunder

Sprossen zählen zu den nährstoffreichsten Lebensmitteln – sie sind echte »Lebensmittel im Wachstum«. Beim Keimen wird der Samen durch Feuchtigkeit, Sauerstoff, Wärme und Licht aktiviert. Dabei werden Enzyme aktiviert, Vitamine und Mineralstoffe vermehren sich um ein Vielfaches: Der Nährstoffgehalt steigt, die Bioverfügbarkeit verbessert sich und die enthaltenen Vitalstoffe können vom Körper besonders leicht aufgenommen werden.

Enzyme: Helfer des Lebens

Eine zentrale Rolle in unserem Stoffwechsel spielen die Enzyme. Sie wirken wie kleine Helfer, die biochemische Reaktionen im Körper beschleunigen, Nährstoffe aufschließen, die Verdauung entlasten und den Entgiftungsprozess unterstützen. Da die körpereigene Enzymproduktion mit dem Alter abnimmt, sind Sprossen vor allem für ältere Menschen eine wertvolle Bereicherung. Kein anderes frisches Lebensmittel enthält eine so hohe Enzymdichte.

Mini-Gewächshaus

Sprossen lassen sich einfach selbst ziehen – ohne Garten und mit minimalem Aufwand. Alles, was du brauchst, ist ein Sprossenglas mit Sieb, Wasser und hochwertige Samen. Nach dem Einweichen sollten die Keimlinge zweimal täglich gespült werden. Nach wenigen Tagen sind sie verzehrfertig und liefern dir wertvolle Nährstoffe.

Super im Saft
Brokkolisprossen punkten mit Sulforaphan, das antioxidativ wirkt.

Die Rezepte: Säfte gezielt einsetzen

Entsaften ist mehr als ein gesundes Ritual: Es ist ein Werkzeug, um deinem Körper das zu geben, was er wirklich braucht.

Praktische Hinweise

Mit dem Wissen über frisch gepresste Säfte kannst du nun gezielt zentrale Körpersysteme unterstützen – etwa Haut, Darm, Hormone oder Immunsystem. Du findest meine besten Rezepte für frisch gepresste Säfte auf den nächsten Seiten thematisch gegliedert – jeweils mit Hintergrundwissen und dem konkreten Nährstoffprofil der Zutaten. So erkennst du auf einen Blick, welche Zutaten bei welchem Anliegen helfen.

Ideal für den Einstieg

Dabei habe ich versucht, alltagstaugliche Rezepte für die wichtigsten Beschwerden zusammenzustellen – sortiert in neun Kapitel. Du kannst bei den Zutaten auch selbst etwas variieren, manche Pflanzen entwickeln in der Kombination aber unschöne Farben – das beeinträchtigt zwar nicht die Wirkung, aber die Optik. Rezepte, die eher milde Gemüsesorten und mehr fruchtzuckerarmes Obst enthalten, tragen den Button »Beginner-friendly« – so kannst du dich an das Bitteraroma gewöhnen.

Die richtige Menge

Wie oft und viel du von welchem Saft trinken kannst, ist auf S. 150/151 genauer erläutert. Natürlich kann die Menge an Saft, die ein Rezept ergibt, schwanken – sei es, dass die Obst- und Gemüsestücke mal größer, mal kleiner sind oder der Wassergehalt der Früchte schwankt. Alle Rezepte versorgen dich aber sicher mit einer guten Nährstoffportion.

Zyklusliebe – Hormone im Gleichgewicht

In diesem Kapitel erfährst du, wie du mit ausgewählten Säften deinen Hormonhaushalt stabilisieren, PMS-Beschwerden lindern und dich während deines Zyklus wohler fühlen kannst.

Unser Hormonsystem ist ein fein abgestimmtes Netzwerk, das unglaublich sensibel auf äußere und innere Einflüsse reagiert – sei(en) es Stress, Umweltbelastungen, Ernährung oder Emotionen. Gerät dieses empfindliche Gleichgewicht aus der Balance, macht sich das oft körperlich bemerkbar: Viele Frauen kennen typische Symptome wie PMS (prämenstruelles Syndrom), starke Regelschmerzen, Stimmungsschwankungen oder Heißhungerattacken. Für manche gehören leider auch Erkrankungen wie Endometriose, Adenomyose oder Myome zum Alltag.

Warum Ernährung für Hormone so wichtig ist

Unsere Hormondrüsen, wie etwa die Schilddrüse, die Eierstöcke, die Nebennieren und die Zirbeldrüse, sind auf eine kontinuierliche Versorgung mit Vitaminen, Mineralstoffen und sekundären Pflanzenstoffen angewiesen. Nährstoffmängel können die Hormonproduktion beeinträchtigen und bestehende Beschwerden verstärken.

Gleichzeitig spielen Darm, Leber und Immunsystem eine zentrale Rolle für unseren Hormonhaushalt. Ein gesunder Darm sorgt dafür, dass Nährstoffe optimal aufgenommen werden. Die Leber baut überschüssige Hormone – z. B. Östrogen – ab und scheidet sie aus. Funktioniert diese Achse nicht optimal, können hormonelle Dysbalancen entstehen.

Den Körper als Ganzes unterstützen

Auch wenn die Schulmedizin bei Erkrankungen wie Endometriose noch viele Fragen offenlässt, zeigen ganzheitliche Ansätze: Oft stehen chronische Entzündungen, Überlastungen der Entgiftungsorgane oder ein geschwächtes Immunsystem hinter den Beschwerden. Unabhängig davon, welchem Erklärungsmodell du folgst, eine zentrale Botschaft bleibt: Dein Körper arbeitet immer für dich. Beschwerden sind Signale, die dich einladen, genauer hinzuschauen und ihn zu unterstützen.

Wie frisch gepresste Säfte deinen Hormonhaushalt stärken

Frisch gepresste Säfte können genau hier ansetzen: Sie liefern konzentrierte Pflanzenkraft, wirken entzündungshemmend, unterstützen Leber und Darm und schenken deinem Körper das, was er für ein hormonelles Gleichgewicht braucht. Ob als Kur, als täglicher Begleiter oder gezielt in bestimmten Zyklusphasen: Säfte sind eine einfache, natürliche Möglichkeit, deine hormonelle Gesundheit nachhaltig zu stärken.

Kurkuma-Granatapfel-Shot

Antientzündliche Mini-Power bei Zyklusbeschwerden

Kurkuma, Ingwer und Granatapfel wirken stark entzündungshemmend und unterstützen den Körper bei Regelschmerzen, PMS und Endometriose. Die enthaltenen Polyphenole und Gingerole helfen, Prostaglandin-bedingte Krämpfe zu reduzieren, während Grapefruit und Granatapfel zusätzlich den Hormonhaushalt stabilisieren. Empfohlene Zyklusphasen: Periode und Lutealphase.

1 Die Grapefruit schälen und in die einzelnen Segmente teilen. Die Granatapfelkerne auslösen (s. S. 47). Kurkuma und Ingwer schälen. Wer will, wäscht noch 1 Apfel, viertelt und entkernt ihn.

2 Grapefruit, Granatapfelkerne, Kurkuma und Ingwer nacheinander im Slow Juicer entsaften. Den Saft mit 1 Prise Pfeffer würzen und gut verrühren, dann in kleine, saubere Flaschen füllen. Gekühlt sind die Shots 3 Tage haltbar.

Zutaten für 8 Shots (à ca. 50 ml)
1 Grapefruit
1 Granatapfel
1 Stück Kurkuma (ca. 10 g)
1 Stück Ingwer (ca. 20 g)
1 Apfel (für milde Süße, nach Belieben)
schwarzer Pfeffer

Beginner friendly

NÄHRSTOFFPROFIL

Nährstoff	Quelle	Funktion
Curcumin	Kurkuma	Entzündungshemmend, antioxidativ
Gingerole	Ingwer	Krampflösend, durchblutungsfördernd
Polyphenole	Granatapfel	Entzündungshemmend, hormonausgleichend
Vitamin C	Grapefruit	Immunsupport, verbessert Eisenaufnahme

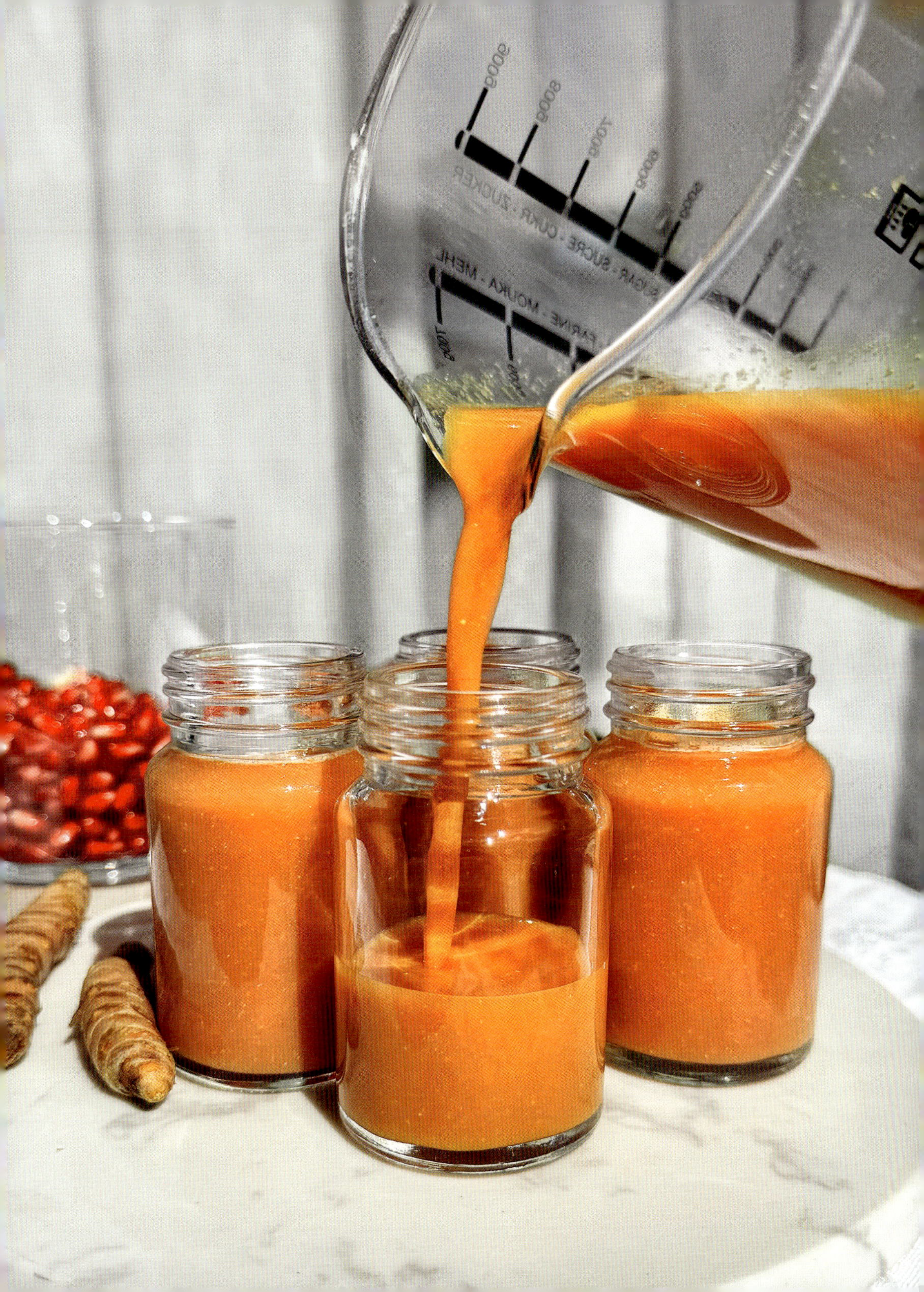

PMS-Goodbye-Saft

Fruchtiger Ausgleich bei hormonellen Schwankungen

Dunkle Beeren liefern Antioxidantien und unterstützen die Leber bei der Östrogenverarbeitung. Rote Bete und Kurkuma fördern die Durchblutung und hemmen Entzündungen. Ideal bei Periodenschmerzen, Stimmungsschwankungen und zur Vorbereitung auf den Blutverlust. Empfohlene Zyklusphasen: Lutealphase (PMS) und Periode.

1 Die Beeren verlesen, waschen und trocken tupfen (Tiefkühlware rechtzeitig auftauen lassen!). Die Rote Bete putzen und schälen (Achtung, sie färbt stark ab!). Die Gurke putzen, waschen und grob würfeln. Die Kurkuma schälen.

2 Alles nacheinander im Slow Juicer entsaften. Den gewonnenen Saft in ein Glas oder eine Flasche füllen und frisch genießen oder gekühlt lagern (s. S. 151).

Zutaten für ca. 500 ml
½ Tasse Brombeeren (ca. 70 g)
1 Tasse TK-Wildheidelbeeren (ca. 140 g; oder Blaubeeren)
1 Rote Bete
1 Salatgurke
1 Stück Kurkuma (ca. 15 g; oder Ingwer)

Beginner friendly

NÄHRSTOFFPROFIL

Nährstoff	Quelle	Funktion
Anthocyane, Flavonole und Resveratrol	Beeren	Antioxidativ, zellschützend
Folsäure und Eisen	Rote Bete	Blutbildung, Energie
Curcumin	Kurkuma	Entzündungshemmend
Kalium	Gurke, Rote Bete	Entwässernd, nervenstärkend

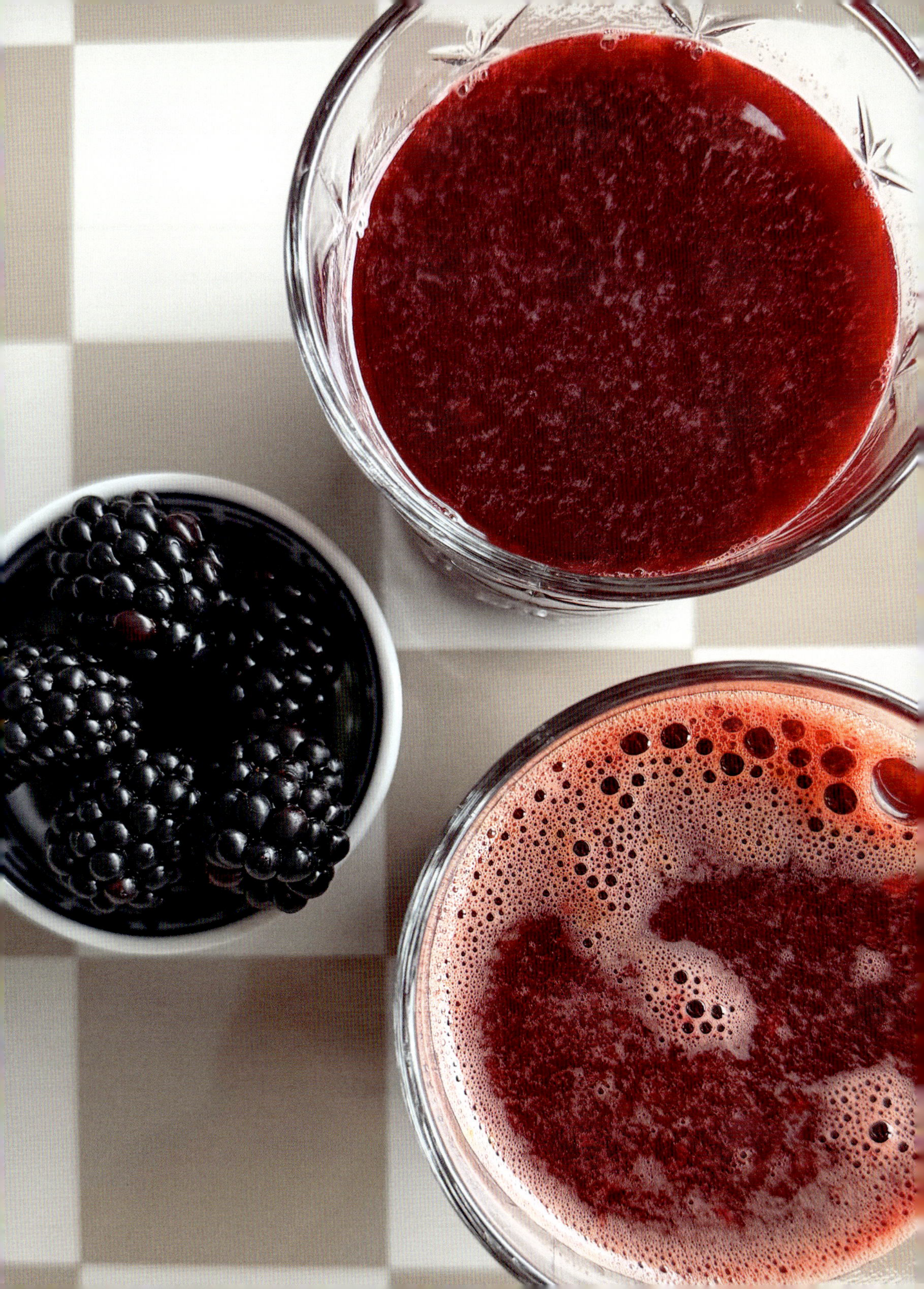

Regelschmerz-Linderer

Entzündungshemmender Saft bei Menstruationsbeschwerden

Ingwer, Spinat und Petersilie versorgen den Körper mit Magnesium, Eisen und Chlorophyll – eine Kombination, die Krämpfe lindert, die Durchblutung fördert und den Eisenverlust ausgleicht. Orangen liefern Vitamin C, um die Eisenaufnahme zusätzlich zu verbessern. Empfohlene Zyklusphase: Periode.

Zutaten für ca. 400 ml
- 1 Handvoll Blattspinat
- 1 Bund Petersilie
- 2 Orangen
- 1 Salatgurke
- 1 Stück Ingwer (ca. 20 g)

1 Den Spinat verlesen, waschen und trocken schleudern. Die Petersilie waschen und trocken tupfen. Die Orangen schälen und in die einzelnen Segmente teilen. Die Gurke putzen, waschen und grob würfeln. Den Ingwer schälen.

2 Alles nacheinander im Slow Juicer entsaften. Den gewonnenen Saft in ein Glas oder eine Flasche füllen und frisch genießen oder gekühlt lagern (s. S. 151).

NÄHRSTOFFPROFIL

Nährstoff	Quelle	Funktion
Gingerole	Ingwer	Wärmend, krampflösend
Eisen und Folsäure	Spinat, Petersilie	Blutbildung, Energie
Vitamin C	Orangen	Eisenaufnahme, antioxidativ
Chlorophyll	Spinat, Petersilie	Zellschutz, Entgiftung

Brokkoli-Apfel-Saft

Sanfter Kreuzblütlersaft für eine ausgeglichene Hormonbalance

Kreuzblütler wie Brokkoli helfen, überschüssiges Östrogen zu regulieren, wichtig bei Östrogendominanz oder unreiner Haut rund um den Eisprung. Ingwer und Limette regen die Leber an, während Sellerie und Gurke für eine optimale Hydration sorgen. Empfohlene Zyklusphasen: Eisprung und Lutealphase.

Zutaten für ca. 1 l
1 Brokkoli
1 Staude Staudensellerie
½ Salatgurke
2 Äpfel
1 Limette
1 Stück Ingwer (ca. 20 g)

1 Den Brokkoli putzen, waschen und in Röschen teilen, den Strunk schälen. Sellerie und Gurke putzen, waschen und grob würfeln. Die Äpfel waschen, vierteln und entkernen. Die Limette schälen und in die einzelnen Segmente teilen. Den Ingwer schälen.

2 Alles nacheinander im Slow Juicer entsaften. Den gewonnenen Saft in ein Glas oder eine Flasche füllen und frisch genießen oder gekühlt lagern (s. S. 151).

NÄHRSTOFFPROFIL

Nährstoff	Quelle	Funktion
Sulforaphan	Brokkoli	Aktiviert Entgiftungsenzyme, wirkt so auf den Hormonhaushalt
Vitamin C	Limette, Brokkoli	Antioxidativ, Leber-/Eisen-Support
Kalium und Natrium	Sellerie, Gurke	Elektrolyte, Entwässerung bei PMS
Pektin und Polyphenole	Apfel	Darmfreundlich, Zellschutz
Gingerole	Ingwer	Wärmend, krampflösend, durchblutungsfördernd

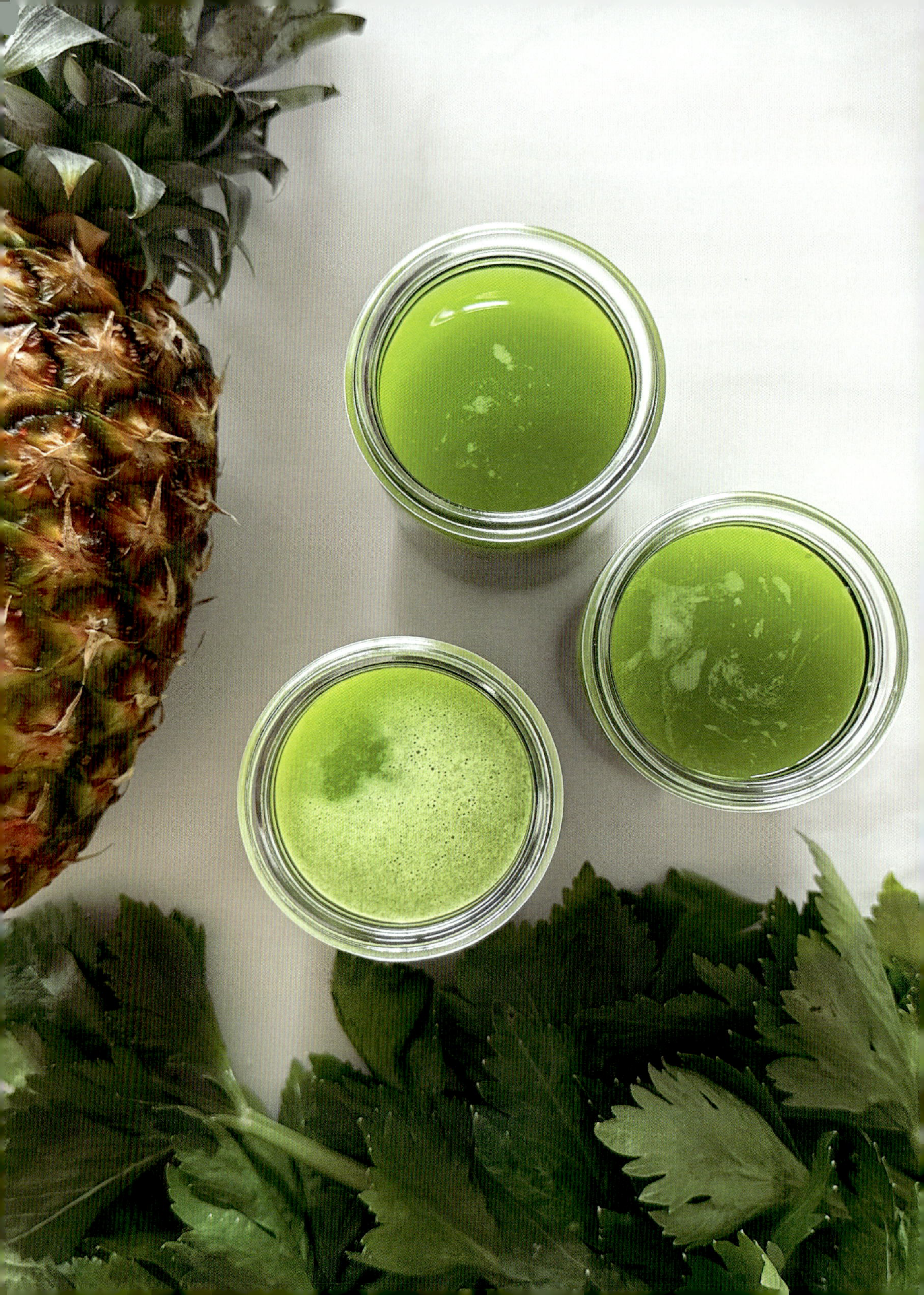

Grüner Balance-Saft

Basischer Saft zur Unterstützung der Hormonbalance

Nach der Menstruation unterstützt dieser Saft den natürlichen Östrogenanstieg. Sellerie, Gurke und Zitrone wirken basisch und entwässernd, während Bromelain aus der Ananas die Leber entlastet. Ideal, um die Hormonproduktion zu unterstützen. Empfohlene Zyklusphasen: Follikelphase und Eisprung.

Zutaten für ca. 1 l

1 Staude Staudensellerie (Beginner nehmen evtl. weniger)
2 Salatgurken
1 Zitrone
½ Ananas (ca. 250 g ohne Schale)

Beginner friendly

1 Den Sellerie und die Gurken putzen, waschen und in grobe Stücke schneiden. Die Zitrone schälen und in die einzelnen Segmente teilen. Die Ananas schälen und grob würfeln.

2 Alles nacheinander im Slow Juicer entsaften. Den gewonnenen Saft in ein Glas oder eine Flasche füllen und frisch genießen oder gekühlt lagern (s. S. 151).

NÄHRSTOFFPROFIL

Nährstoff	Quelle	Funktion
Bromelain	Ananas	Entzündungshemmend, entlastet Stoffwechsel
Vitamin C	Zitrone, Ananas	Immunsystem, Hormonstoffwechsel
Kalium	Sellerie, Gurke	Entwässernd, reguliert Flüssigkeitshaushalt
Natrium	Sellerie	Basisch, Elektrolyt-Balance

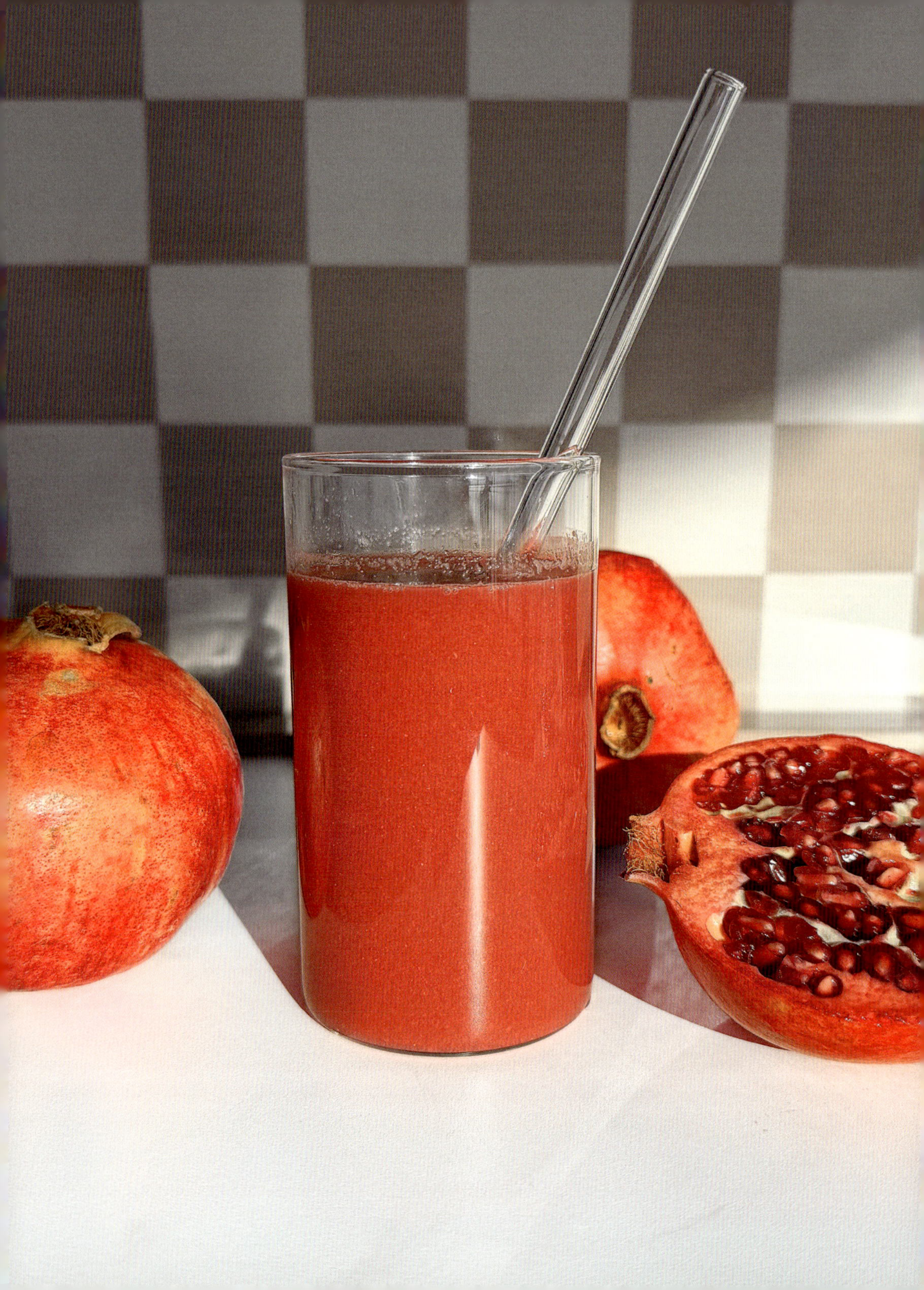

Granatapfelsaft

Polyphenol-Booster für Hormonbalance

Granatapfel ist reich an Phytoöstrogenen und Polyphenolen, die die natürliche Östrogenproduktion unterstützen und die Gebärmutterschleimhaut stärken. In der Follikelphase ist er ideal, um den Eisprung vorzubereiten und die Fruchtbarkeit zu fördern. In der Lutealphase wirkt der Saft entzündungshemmend und kann Regelschmerzen vorbeugen. Während der Menstruation kann er die Durchblutung fördern und insgesamt regenerierend wirken. Empfohlene Zyklusphasen: alle.

Zutaten für ca. 350 ml
2 große Granatäpfel

Beginner friendly

1 Die Granatäpfel quer halbieren. Die Hälften grob zerbrechen und die Fruchtkerne aus den weißen Trennwänden lösen. (Evtl. in einer Schüssel mit Wasser arbeiten – die Kerne sinken ab.)

2 Die Granatapfelkerne im Slow Juicer langsam entsaften. Den gewonnenen Saft in ein Glas oder eine Flasche füllen und frisch genießen oder gekühlt lagern (s. S. 151).

NÄHRSTOFFPROFIL

Nährstoff	Quelle	Funktion
Polyphenole (Punicalagine)	Granatapfel	Stark antioxidativ, unterstützen Zellschutz und entzündungsregulierende Prozesse im Zyklus
Folsäure	Granatapfel	Wichtig für Zellteilung und Blutbildung, besonders relevant in der fruchtbaren Phase
Kalium	Granatapfel	Unterstützt den Flüssigkeitshaushalt, gleicht zyklusbedingte Wassereinlagerungen aus
Anthocyane	Granatapfel	Fördern die Durchblutung, können PMS-bedingte Beschwerden lindern

Cranberry Juice

Tiefrot leuchtender Saft mit antioxidativer Pflanzenkraft

Der herb-fruchtige Saft ist ein kraftvoller Begleiter für die zweite Zyklushälfte. Antioxidantien stärken Zellschutz und Schleimhäute, Rote Bete aktiviert Stoffwechsel und Durchblutung, Ingwer wärmt – ideal bei PMS, Blasenempfindlichkeit und zyklusbedingten Entzündungen. Empfohlene Zyklusphasen: Lutealphase und rund um die Periode.

Zutaten für ca. 400 ml
2 Handvoll Cranberrys
1 Rote Bete
1 Granatapfel
1 Stück Ingwer (ca. 20 g)

1 Die Cranberrys verlesen, waschen und trocken tupfen. Die Rote Bete putzen und schälen (Achtung, sie färbt stark ab!). Die Granatapfelkerne auslösen (s. S. 47). Den Ingwer schälen.

2 Alles nacheinander im Slow Juicer entsaften. Den gewonnenen Saft in ein Glas oder eine Flasche füllen und frisch genießen oder gekühlt lagern (s. S. 151).

Beginner friendly

NÄHRSTOFFPROFIL

Nährstoff	Quelle	Funktion
Proanthocyanidine (PACs)	Cranberrys	Unterstützen Harnwege, können Keime an der Blasenwand reduzieren
Betanin, Folat	Rote Bete	Antioxidativ, unterstützt Leber und Hormonstoffwechsel
Vitamin C	Cranberrys, Granatapfel	Fördert die Eisenaufnahme, stärkt Immunsystem und antioxidativen Schutz
Gingerole	Ingwer	Entzündungshemmend, können Menstruationsbeschwerden lindern

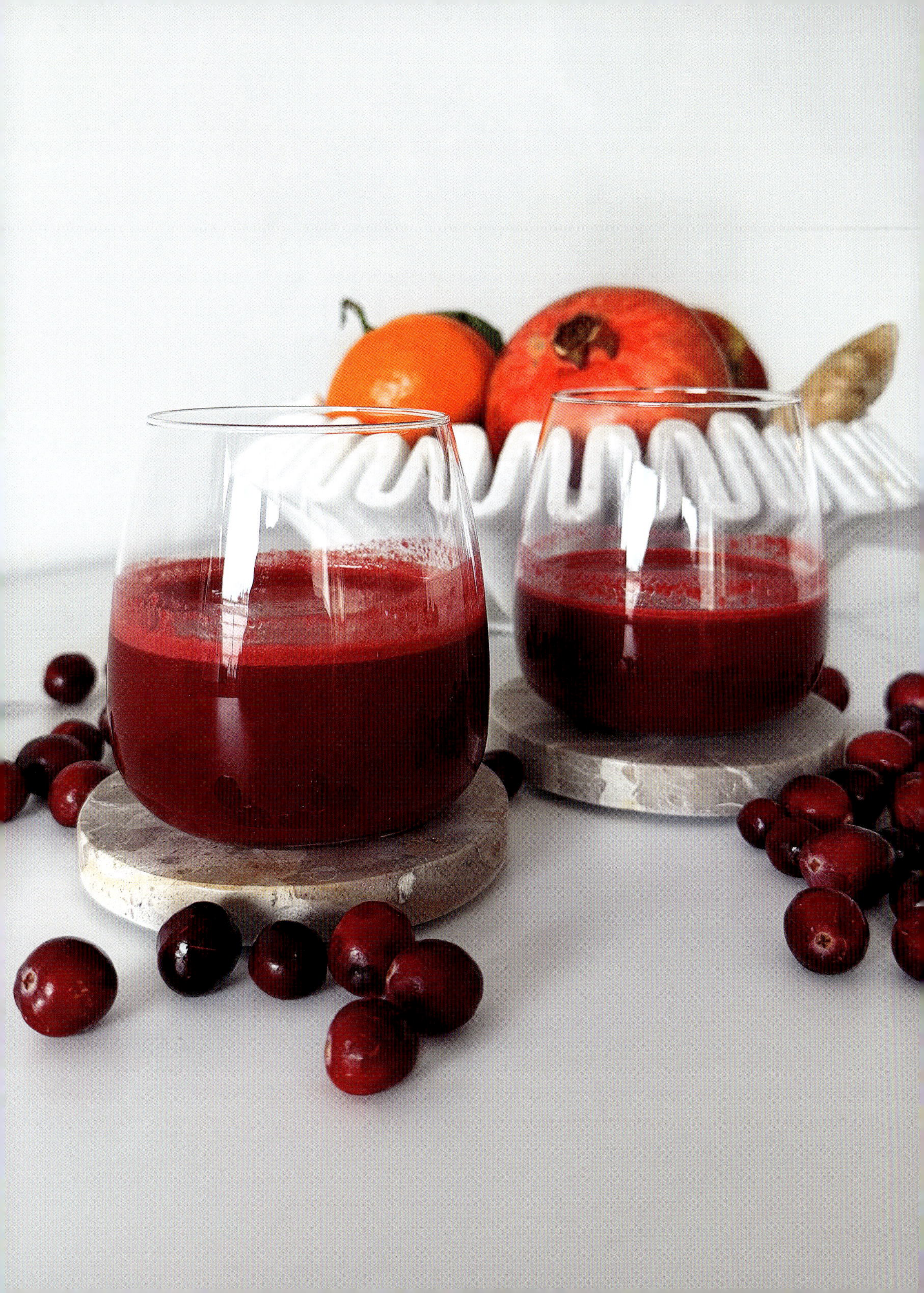

Glow up – schöne Haut kommt von innen

In diesem Kapitel erfährst du, wie du mit gezielten Saftrezepten Entzündungen beruhigen, den Hautstoffwechsel aktivieren und deine Haut von innen zum Strahlen bringen kannst.

Schöne Haut entsteht nicht durch Zufall, sondern durch Balance im Inneren. Wenn Darm, Leber, Hormone und Nährstoffversorgung im Einklang sind, zeigt sich das auch äußerlich: in klarer, lebendiger Haut und einem frischen, gesunden Teint. Denn unsere Haut ist weit mehr als nur eine äußere Hülle – sie ist ein Spiegel unserer inneren Gesundheit. Hautprobleme wie Akne, Neurodermitis oder Schuppenflechte entstehen selten »nur an der Oberfläche«, meist weisen sie auf einen Nährstoffmangel, stille Entzündungen oder eine Überlastung der Entgiftungsorgane Darm und Leber hin.

Viele Menschen erleben, dass sich ihr Hautbild deutlich verbessert, sobald sie ihre Ernährung umstellen: weniger Zucker, Alkohol und verarbeitete Produkte – dafür mehr frische, nährstoffreiche und entzündungshemmende Lebensmittel. Genau hier können frisch gepresste Säfte eine große Rolle spielen. Sie liefern eine Vielzahl an Nährstoffen, die die Haut von innen heraus unterstützen.

Haut, Darm und Leber – ein eingespieltes Team

Besonders wichtig ist es, die Darmgesundheit im Blick zu behalten. Ein gesunder Darm nimmt Nährstoffe effizient auf und entlastet so die Leber, das zentrale Entgiftungsorgan. Wenn die beiden Systeme harmonisch arbeiten, kann der Körper Schadstoffe leichter ausleiten und die Haut bleibt frei von übermäßiger Belastung. Denn was der Körper nicht über

Leber, Niere oder Darm ausscheiden kann, sucht sich oft andere Wege – über die Haut. Pickel, Ekzeme oder ein fahler Teint können so zu Signalen werden, dass die Entgiftungsorgane Unterstützung brauchen.

Noch ein Glow-Favorit

Ein sehr wirksamer, aber einfacher und milder Saft ist der reine Gurkensaft. Für 400–500 ml nimmt man 2 Salatgurken und entsaftet sie. Wer den Saft süßer oder milder mag, gibt noch etwas Zitrone oder Apfel dazu.

Meine Saftrezepte für mehr Glow

Entzündungshemmende und eher basische Rezepte (z. B. »Clear Complexion«, »Green Renewal«) eignen sich besonders bei Unreinheiten oder gestresster Haut. Hydrierende Säfte (z. B. »Red Glow«, »Golden Glow«) wirken ausgleichend bei Trockenheit und Spannungsgefühl. Und Beta-Carotin-reiche Rezepte (»Radiant Root«, »Retinol Repair«) unterstützen die Erneuerung der Haut und sorgen für einen ebenmäßigen Teint.

Wie frisch gepresste Säfte deine Haut zum Strahlen bringen

Frisch gepresste Säfte beruhigen Entzündungen, unterstützen die Regeneration der Hautzellen und fördern die Durchblutung – damit die Haut wieder besser »genährt« wird. Die Säfte lassen sich kurweise trinken oder ganz flexibel in den Alltag integrieren. Ob als täglicher Begleiter, als zweiwöchige »Glow-Kur« oder als gezielter Booster nach stressigen Phasen – sie schenken der Haut spürbar neue Vitalität.

Radiant Root Juice

Vitalstoffreicher Saft für frische, ebenmäßige Haut

Die Farbstoffe der Roten Bete schenken deinem Teint mit dem Saft sofort einen zarten Glow und zaubern dir mehr Frische ins Gesicht. Ein idealer Saft für Tage, an denen du dir ein Plus an natürlicher Strahlkraft wünschst.

Zutaten für ca. 400 ml
4 Möhren
2 kleine Rote Beten (à ca. 150 g)
1 Apfel
1 Stück Ingwer (15–20 g, je nach gewünschter Schärfe)
1 Zitrone

Beginner friendly

1 Die Möhren putzen, schälen und grob würfeln. Die Roten Beten putzen und schälen (Achtung, sie färben stark ab!). Den Apfel waschen, vierteln und entkernen. Den Ingwer schälen. Die Zitrone schälen und in die einzelnen Segmente teilen.

2 Alles nacheinander im Slow Juicer entsaften. Den gewonnenen Saft in ein Glas oder eine Flasche füllen und frisch genießen oder gekühlt lagern (s. S. 151).

NÄHRSTOFFPROFIL

Nährstoff	Quelle	Funktion
Beta-Carotin	Möhren	Unterstützt Hauterneuerung, antioxidativ
Betain	Rote Bete	Fördert Sauerstoffversorgung und Zellbildung
Vitamin C	Zitrone	Verbessert Eisenaufnahme, unterstützt Kollagenbildung, antioxidativ
Gingerole	Ingwer	Entzündungshemmend, durchblutungsfördernd

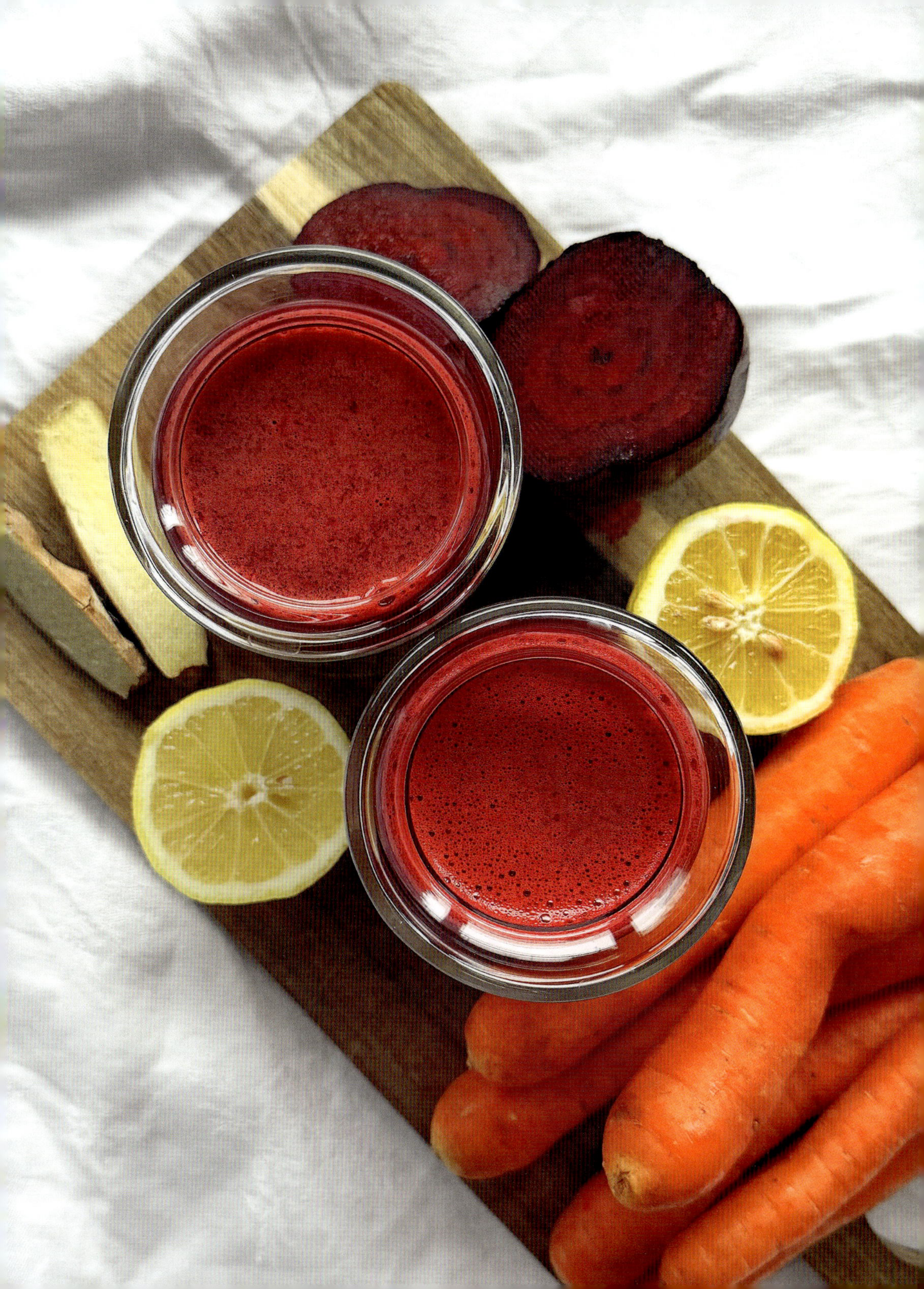

Clear Complexion Juice

Klärender, entgiftender Saft bei unreiner Haut

Dieser mild-erfrischende Saft schmeckt so klar, wie er wirkt. Staudensellerie, Gurke und Apfel hydrieren intensiv und unterstützen die natürliche Entgiftung über Leber und Haut – perfekt bei unreiner und zu Entzündungen neigender Haut.

Zutaten für ca. 600–700 ml
1 Staude Staudensellerie
1 Salatgurke
1 grüner Apfel
1 Zitrone
1 Stück Ingwer (ca. 20 g)

1 Sellerie und Gurke putzen, waschen und grob würfeln. Den Apfel waschen, vierteln und entkernen. Die Zitrone schälen und in die einzelnen Segmente teilen. Den Ingwer schälen.

2 Alles nacheinander im Slow Juicer entsaften. Den gewonnenen Saft in ein Glas oder eine Flasche füllen und frisch genießen oder gekühlt lagern (s. S. 151).

Tipp: Für eine mildere Variante nur ½ Staude Staudensellerie oder 2 Äpfel verwenden.

NÄHRSTOFFPROFIL

Nährstoff	Quelle	Funktion
Kalium	Sellerie, Gurke	Entwässernd, reguliert Hautfeuchtigkeit
Vitamin C	Zitrone	Antioxidativ, unterstützt Hautreinigung
Gingerole	Ingwer	Entzündungshemmend, stoffwechselanregend
Ballaststoffe und Pektin	Apfel	Fördern Verdauung und Entgiftung

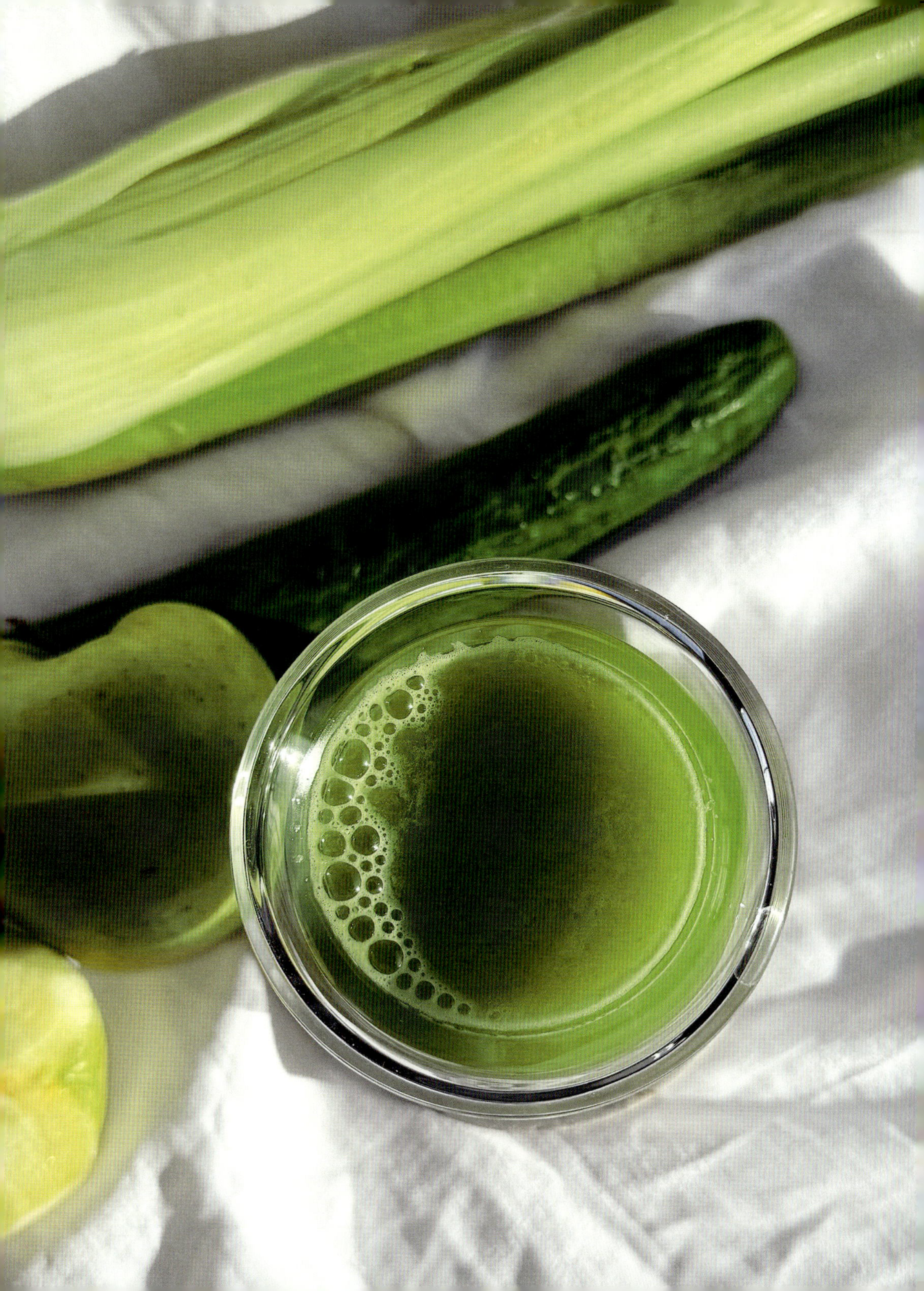

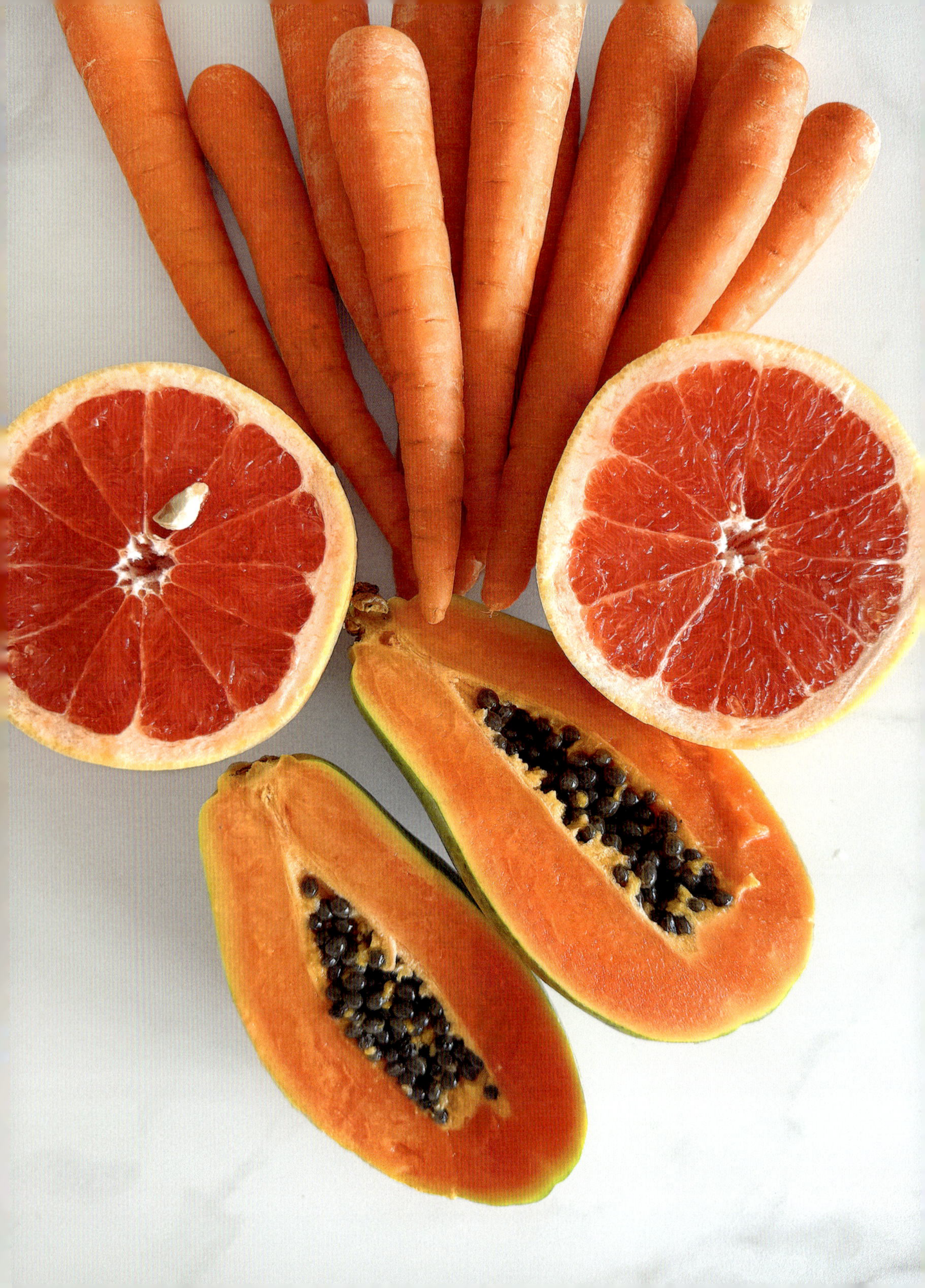

Papaya Glow Juice

Fruchtiger Enzymsaft für glatte und regenerierte Haut

Dieser Saft vereint Enzyme, Beta-Carotin und Vitamin C zu einem echten Hautliebling. Er unterstützt den Regenerationsprozess der Hautzellen, bringt Strahlkraft und sorgt für einen frischen, vitalen Teint von innen.

Zutaten für ca. 600 ml
1 reife Papaya
1 Grapefruit
10 Möhren
1 Stück Kurkuma (ca. 20 g)

1 Die Papaya halbieren, die Kerne entfernen und die Papaya schälen. Grapefruit schälen und in die einzelnen Segmente teilen. Die Möhren putzen, schälen und grob würfeln. Die Kurkuma schälen.

2 Alles nacheinander im Slow Juicer entsaften. Den gewonnenen Saft in ein Glas oder eine Flasche füllen und frisch genießen oder gekühlt lagern (s. S. 151).

NÄHRSTOFFPROFIL

Nährstoff	Quelle	Funktion
Papain	Papaya	Unterstützt Zellerneuerung und sanftes Detox
Beta-Carotin	Möhren	Fördert Hautregeneration und Zellschutz
Vitamin C	Grapefruit	Antioxidativ, Kollagenbildung
Curcumin	Kurkuma	Entzündungshemmend, antioxidativ

Golden Glow Juice

Leuchtender Saft für jugendliche Haut und Zellschutz

Aufgrund seiner ausgewogenen Zusammensetzung aus Enzymen und Antioxidantien eignet sich dieser Saft ideal als wohltuende Ergänzung für eine sanfte Hautpflege von innen.

Zutaten für ca. 500 ml
½ Ananas (ca. 250 g ohne Schale)
2 Möhren
1 Salatgurke
1 Stück Kurkuma (ca. 20 g)

1 Die Ananas schälen und in grobe Würfel schneiden. Die Möhren putzen, schälen und grob würfeln. Die Gurke putzen, waschen und grob schneiden. Die Kurkuma schälen.

2 Alles nacheinander im Slow Juicer entsaften. Den gewonnenen Saft in ein Glas oder eine Flasche füllen und frisch genießen oder gekühlt lagern (s. S. 151).

Tipp: Wer will, kann am Ende noch 1 Prise schwarzen Pfeffer unterrühren. Das verbessert die Aufnahme des Curcumins. Für einen besonders leuchtenden Saft die Gurke schälen.

NÄHRSTOFFPROFIL

Nährstoff	Quelle	Funktion
Curcumin	Kurkuma	Entzündungshemmend, antioxidativ
Bromelain	Ananas	Unterstützt Regeneration und Lymphfluss
Beta-Carotin	Möhre	Schützt Hautzellen und stärkt Teint
Silizium und Mineralstoffe	Gurke	Fördern Elastizität und Feuchtigkeit

Green Renewal Juice

Mineralstoffreicher, hydrierender Saft für klare Haut

In Verbindung mit dem hohen Wassergehalt der Gurke entsteht aus Kräutern, Ananas und Zitrone ein Saft, der die Haut von innen mit wichtigen Mikronährstoffen versorgt und zu einem klareren, ausgeglichenen Hautbild beitragen kann.

1 Die Petersilie und Brennnessel waschen und trocken tupfen, die Petersilie grob hacken. Die Gurke putzen, waschen und grob würfeln. Die Ananas schälen und grob würfeln. Die Zitrone schälen und in die einzelnen Segmente teilen.

2 Alles nacheinander im Slow Juicer entsaften. Den gewonnenen Saft in ein Glas oder eine Flasche füllen und frisch genießen oder gekühlt lagern (s. S. 151).

Zutaten für ca. 500 ml
½ Bund Petersilie
1 Handvoll Brennnesselblätter
1 Salatgurke
½ Ananas (ca. 250 g ohne Schale)
1 Zitrone

NÄHRSTOFFPROFIL

Nährstoff	Quelle	Funktion
Chlorophyll	Brennnessel, Petersilie	Entgiftend, fördert Zellregeneration
Eisen und Folsäure	Brennnessel	Unterstützen Blutbildung und Hautdurchblutung
Vitamin C	Zitrone, Ananas	Antioxidativ, Kollagensynthese
Bromelain	Ananas	Entzündungshemmend, stoffwechselaktivierend

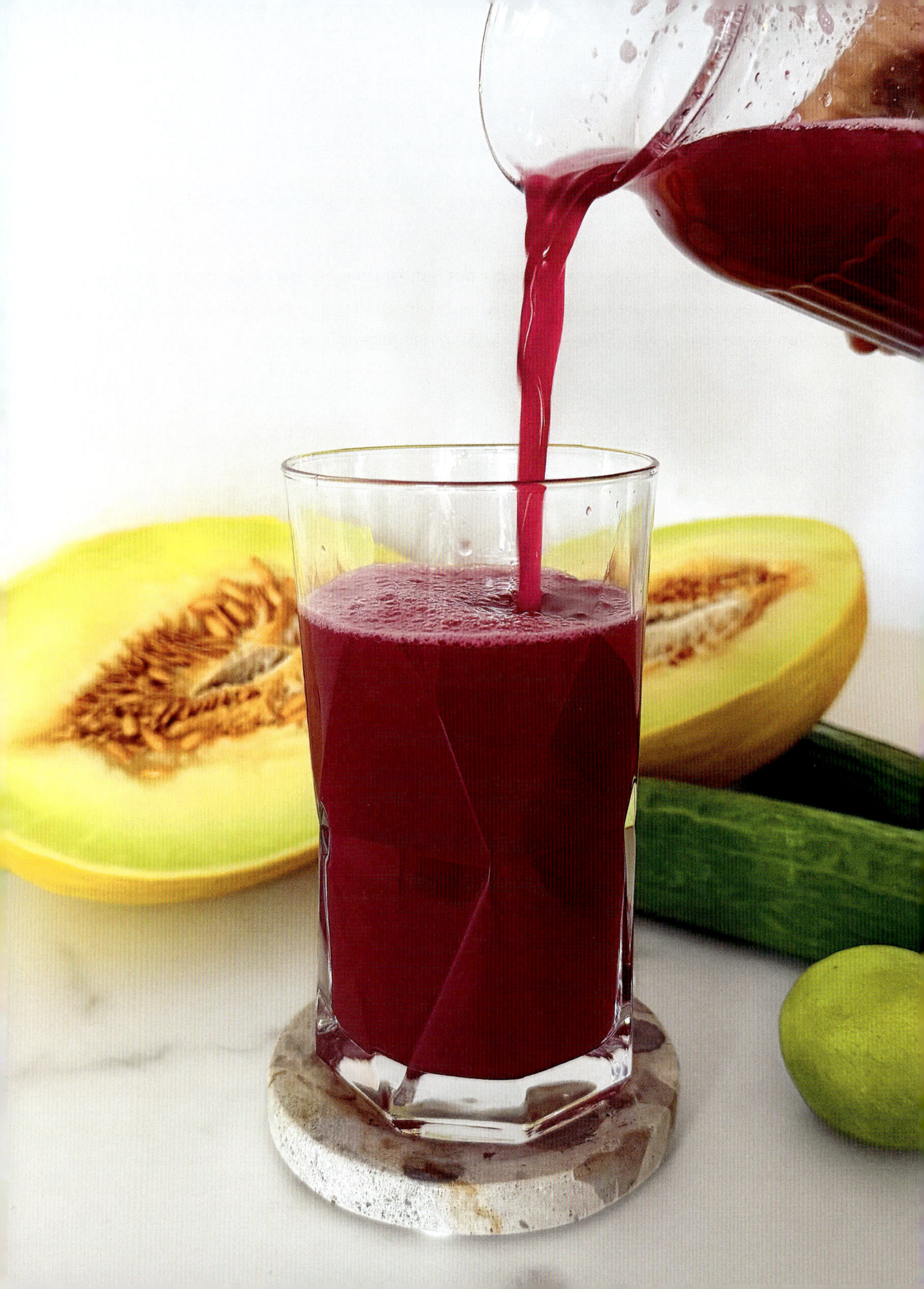

Pink Dragon Glow

Hydrierender Saft für Elastizität und Zellschutz

Exotisch mit süßem Melonengeschmack – der Saft ist pure Hydration für die Haut. Hier punktet vor allem die exotische Drachenfrucht, sie liefert schützende Antioxidantien gegen oxidativen Stress – perfekt für einen jugendlichen Glow.

Zutaten für ca. 900 ml
1 rote Drachenfrucht
½ Honigmelone
2 Salatgurken
1 Limette
1 kleines Stück Aloe-vera-Filet (s. S. 32; s. Tipp S. 70)

1 Die Drachenfrucht halbieren und das Fruchtfleisch mit einem Löffel auslösen. Die Melone schälen, entkernen und grob würfeln. Die Gurken putzen, waschen und grob würfeln (für eine leuchtende Farbe schälen!). Die Limette schälen und in die einzelnen Segmente teilen. Das Aloe-vera-Filet in Scheiben schneiden, die Blattschale großzügig entfernen und nur das klare Gelfilet verwenden.

2 Alles nacheinander im Slow Juicer entsaften. Den gewonnenen Saft in ein Glas oder eine Flasche füllen und frisch genießen oder gekühlt lagern (s. S. 151).

NÄHRSTOFFPROFIL

Nährstoff	Quelle	Funktion
Beta-Cyane und Lycopin	Drachenfrucht	Antioxidativ, Zellschutz
Vitamin C	Limette	Kollagenbildung, antioxidativ
Silizium und Kalium	Gurke, Melone	Feuchtigkeit und Spannkraft
Polysaccharide	Aloe vera	Regeneration, antioxidativ

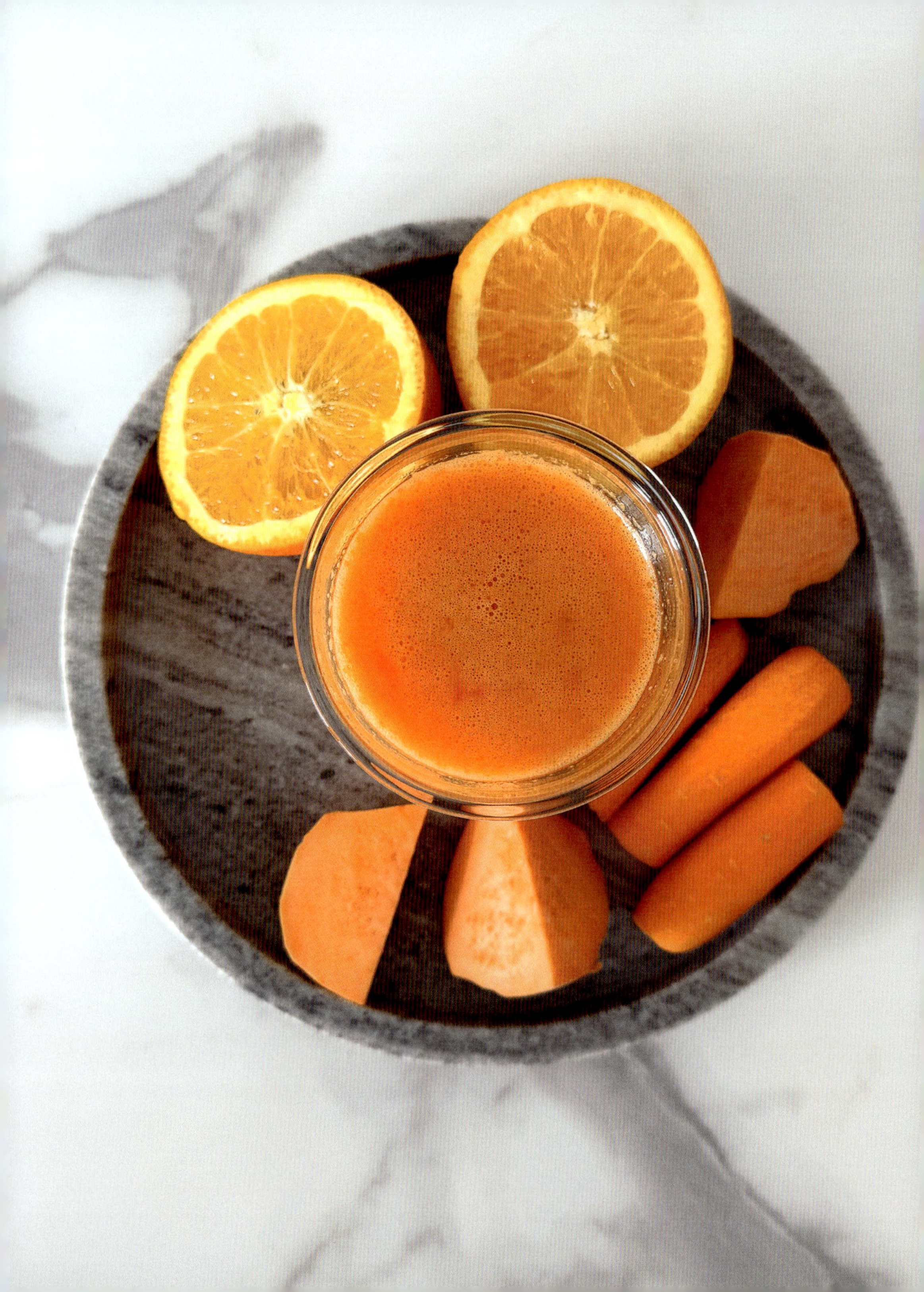

Retinol Repair Juice

Beta-Carotin-Power für zellschützenden Glow

Dieser Saft unterstützt die Hauterneuerung auf natürliche Weise. Die enthaltenen sekundären Pflanzenstoffe fördern die Regeneration – perfekt für fahle, müde Haut, die wieder an Leuchtkraft gewinnen soll.

Zutaten für ca. 500 ml
2 Süßkartoffeln
4 Möhren
2 Orangen

1 Die Süßkartoffeln und Möhren putzen, schälen und grob würfeln. Die Orangen schälen und in die einzelnen Segmente teilen.

2 Alles nacheinander im Slow Juicer entsaften. Den gewonnenen Saft in ein Glas oder eine Flasche füllen und frisch genießen oder gekühlt lagern (s. S. 151).

NÄHRSTOFFPROFIL

Nährstoff	Quelle	Funktion
Beta-Carotin	Süßkartoffel, Möhren	Unterstützt Zellschutz und Hauterneuerung
Vitamin C	Orangen	Fördert Kollagensynthese, schützt vor oxidativem Stress
Kalium	Süßkartoffel	Unterstützt Feuchtigkeitshaushalt und Hautspannung

Skin Radiance

Entzündungshemmend, blutreinigend und mineralstoffreich

Der Saft vereint Wildkräuter und Wurzelgemüse zu einem dunkelroten Kraftpaket. Dabei sorgen vor allem Zitrone und Apfel für Frische und Balance – ideal für alle, deren Haut müde und gestresst aussieht.

Zutaten für ca. 500 ml
2 Handvoll Brennnesselblätter
1 Handvoll Baby-Blattspinat
1 Zitrone
2 Rote Beten
1 Apfel

1 Die Brennnesselblätter waschen und trocken tupfen. Den Spinat verlesen, waschen und trocken schleudern. Die Zitrone schälen und in die einzelnen Segmente teilen. Die Roten Beten putzen und schälen (Achtung, sie färben stark ab!). Den Apfel waschen, vierteln, entkernen und in Stücke schneiden.

2 Alles nacheinander im Slow Juicer entsaften. Den gewonnenen Saft in ein Glas oder eine Flasche füllen und frisch genießen oder gekühlt lagern (s. S. 151).

NÄHRSTOFFPROFIL

Nährstoff	Quelle	Funktion
Betanin	Rote Bete	Antioxidativ, fördert Entgiftung und Hauterneuerung
Eisen und Chlorophyll	Brennnessel, Spinat	Unterstützt Blutbildung, verbessert Sauerstoffversorgung der Haut
Vitamin C	Zitrone	Fördert Kollagenbildung, schützt vor oxidativem Stress
Polyphenole	Apfel	Zellschutz, wirken entzündungshemmend und ausgleichend

Red Glow Juice

Hydrierender Saft für frische, klare und elastische Haut

Dieser fruchtig-süße Saft wirkt wie ein innerer Frische-Kick für deine Haut. Vor allem das Citrullin aus der Wassermelone fördert die Mikrozirkulation – ideal für eine perfekt hydrierte Haut von innen.

Zutaten für ca. 500 ml
½ Wassermelone (ca. 400 g Fruchtfleisch)
5 Minzblätter
2 Limetten
1 kleines Stück Aloe-vera-Filet (s. S. 32; s. Tipp S. 70)

1 Die Melone schälen, entkernen und in Stücke schneiden. Die Minze waschen und trocken tupfen. Die Limetten schälen und in die einzelnen Segmente teilen. Das Aloe-vera-Filet in Scheiben schneiden, die Blattschale großzügig entfernen und nur das klare Gelfilet verwenden.

2 Alles nacheinander im Slow Juicer entsaften. Den gewonnenen Saft in ein Glas oder eine Flasche füllen und frisch genießen oder gekühlt lagern (s. S. 151).

Tipp: Im Sommer schmeckt der Saft gut gekühlt oder mit Eiswürfeln besonders erfrischend.

NÄHRSTOFFPROFIL:

Nährstoff	Quelle	Funktion
Citrullin	Wassermelone	Fördert Durchblutung und Hautelastizität
Menthol und Antioxidantien	Minze	Kühlend, entzündungshemmend
Polysaccharide	Aloe vera	Feuchtigkeitsspendend, regenerierend
Vitamin C	Limette	Unterstützt Kollagenbildung, antioxidativ

Darmgesundheit – Verdauung, Immunsystem und Wohlbefinden

In diesem Kapitel lernst du, wie du mit Säften deine Darmgesundheit unterstützen kannst. Ein gesunder Darm ist die Basis für ein starkes Immunsystem, klare Haut sowie hormonelle und emotionale Balance.

Gerät der Darm aus dem Gleichgewicht, wirkt sich das auf den gesamten Körper aus: Verdauung, Energie, Haut, Hormone und Stimmung können leiden. Der Darm bildet die empfindliche Barriere zwischen unserer Innen- und Außenwelt. Seine Schleimhaut ist nur eine einzige dünne Zellschicht – und dennoch übernimmt sie täglich eine gewaltige Aufgabe. Wird diese Barriere geschwächt, etwa durch chronischen Stress, Umweltgifte (Pestizide, Schwermetalle), Medikamente (v. a. Antibiotika, Schmerzmittel) und ungesunde Ernährung (Zucker, verarbeitete Lebensmittel, Alkohol), kann es zu Entzündungen, Unverträglichkeiten oder einem sogenannten Leaky Gut (durchlässiger Darm) kommen. Dabei gelangen unverdaute Nahrungspartikel oder Toxine in den Blutkreislauf und belasten das gesamte System.

Mikrobiom: Billionen kleiner Helfer

In unserem Darm leben Billionen von Mikroorganismen – sie bilden das sogenannte Mikrobiom. Diese nützlichen Bakterien unterstützen die Verdauung, produzieren Vitamine (z. B. Vitamin K, B-Vitamine), schützen die Schleimhaut vor Krankheitserregern, regulieren Entzündungen, kommunizieren mit dem Gehirn über die Darm-Hirn-Achse und machen rund 80 Prozent des Immunsystems aus. Gerät das sensible System aus der Balance, etwa durch Antibiotika, zu wenig Ballaststoffe oder zu viel

Zucker, vermehren sich schädliche Keime, Pilze und Parasiten. Die Folge: Stoffwechselprodukte und Toxine belasten Leber, Bauchspeicheldrüse und Nieren und wir fühlen uns müde, aufgebläht, gereizt oder energielos.

Meine Saftrezepte für ein starkes Mikrobiom

- Präbiotisch: Kohl, Sellerie, Gurke, Apfel oder Chicorée dienen als »Futter« für gute Darmbakterien und fördern deren Wachstum.
- Entzündungshemmend: Antioxidantien (Rote Bete, Kurkuma, Ingwer und Beeren) beruhigen den Darm und fördern die Regeneration.
- Für Hydration und Lymphe: Pflanzenwasser unterstützt die Ausleitung von Stoffwechselprodukten, hält die Schleimhaut geschmeidig.
- Mit Enzymen und Vitalstoffen: Frische Säfte liefern natürliche Enzyme, die die Verdauung unterstützen, sowie Chlorophyll aus grünem Blattgemüse, das reinigend und zellschützend wirkt.

Wie frisch gepresste Säfte den Darm entlasten und regenerieren,

Beim Entsaften werden die Pflanzenfasern entfernt, der Körper muss die Nährstoffe also nicht erst mühsam aufspalten, sondern kann sie direkt über die Darmschleimhaut aufnehmen. Das bedeutet: weniger Verdauungsarbeit, mehr Nährstoffeffizienz. Frisch gepresste Säfte sind wie eine kleine »Erholungskur« für den Darm. Sie versorgen ihn mit leicht verfügbaren Vitaminen, Mineralstoffen und Enzymen, während er gleichzeitig entlastet wird. Besonders wertvoll sind Säfte bei Verdauungsproblemen, Entzündungen oder nach einer Antibiotika-Einnahme.

Gut Harmony Juice

Sanfte Unterstützung bei Blähbauch und Verdauungsbeschwerden

Ein erfrischend milder Saft, der Blähungen lindern und die Verdauung insgesamt harmonisieren kann. Fenchel wirkt beruhigend auf den Magen-Darm-Trakt, Gurke spendet Flüssigkeit, Apfel bringt natürliche Süße, während Zitrone und Ingwer die Verdauung anregen.

1 Fenchel und Gurke putzen, waschen und grob würfeln. Den Apfel waschen, vierteln und entkernen. Die Zitrone schälen und in die einzelnen Segmente teilen. Den Ingwer schälen.

2 Alles nacheinander im Slow Juicer entsaften. Den gewonnenen Saft in ein Glas oder eine Flasche füllen und frisch genießen oder gekühlt lagern (s. S. 151).

Zutaten für ca. 700 ml

- 1 Fenchel
- 1 Salatgurke
- 1 Apfel
- 1 Zitrone
- 1 Stück Ingwer (ca. 15 g)

NÄHRSTOFFPROFIL

Nährstoff	Quelle	Funktion
Anethol	Fenchel	Entblähend, beruhigend
Vitamin C	Zitrone	Antioxidativ, unterstützt Verdauungsenzyme
Kalium	Gurke, Fenchel	Entwässernd, reguliert Flüssigkeitshaushalt
Gingerole	Ingwer	Verdauungsfördernd, entzündungshemmend

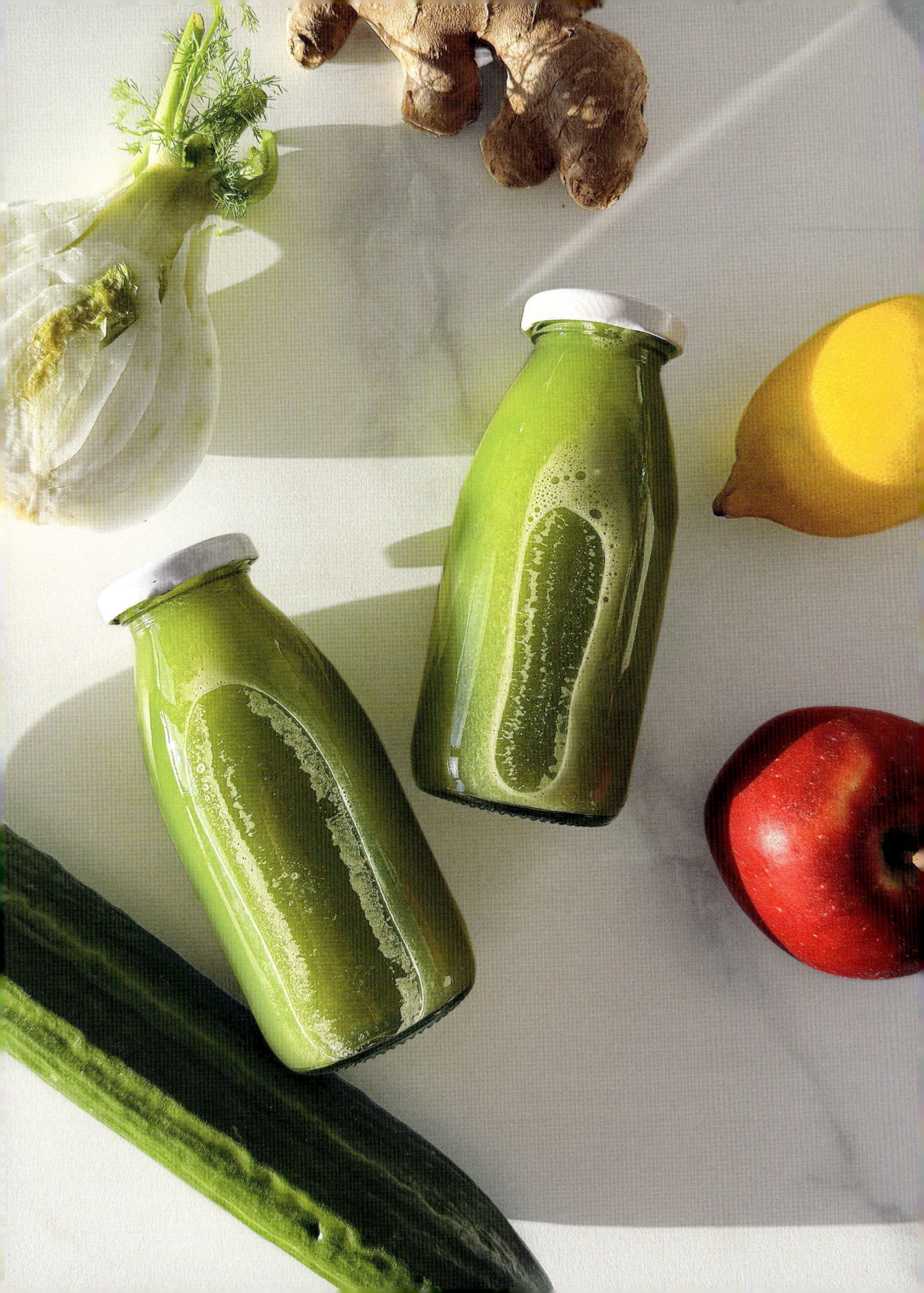

Green Aloe Vera Juice

Beruhigender Saft für eine starke Darmschleimhaut

Ein kühlender, regenerierender Saft mit Aloe vera, deren natürliche Schleimstoffe die Darmschleimhaut unterstützen und beruhigen. Gurke und Orange liefern Elektrolyte sowie Antioxidantien und fördern die Schleimhautregeneration, während Ingwer entzündungshemmend wirkt.

Zutaten für ca. 500 ml
2 Salatgurken
1 Stück Ingwer (ca. 20 g)
1 Orange
1 kleines Stück Aloe-vera-Filet (s. S. 32; s. Tipp)

1 Die Gurken putzen, waschen und grob würfeln. Den Ingwer schälen. Die Orange schälen und in die einzelnen Segmente teilen. Das Aloe-vera-Filet in Scheiben schneiden, die Blattschale großzügig entfernen und nur das klare Gelfilet verwenden.

2 Alles nacheinander im Slow Juicer entsaften. Den gewonnenen Saft in ein Glas oder eine Flasche füllen und frisch genießen oder gekühlt lagern (s. S. 151).

Tipp: Mit Aloe vera kann der Saft leicht schaumig werden und eine etwas gelartige Konsistenz annehmen – das liegt an den natürlichen Schleimstoffen der Aloe vera.

NÄHRSTOFFPROFIL

Nährstoff	Quelle	Funktion
Polysaccharide	Aloe vera	Beruhigend, regenerierend
Vitamin C	Orange	Antioxidativ, unterstützt Schleimhautheilung
Kalium	Gurke	Feuchtigkeitsspendend, reguliert Elektrolyte
Gingerole	Ingwer	Verdauungsfördernd, antimikrobiell

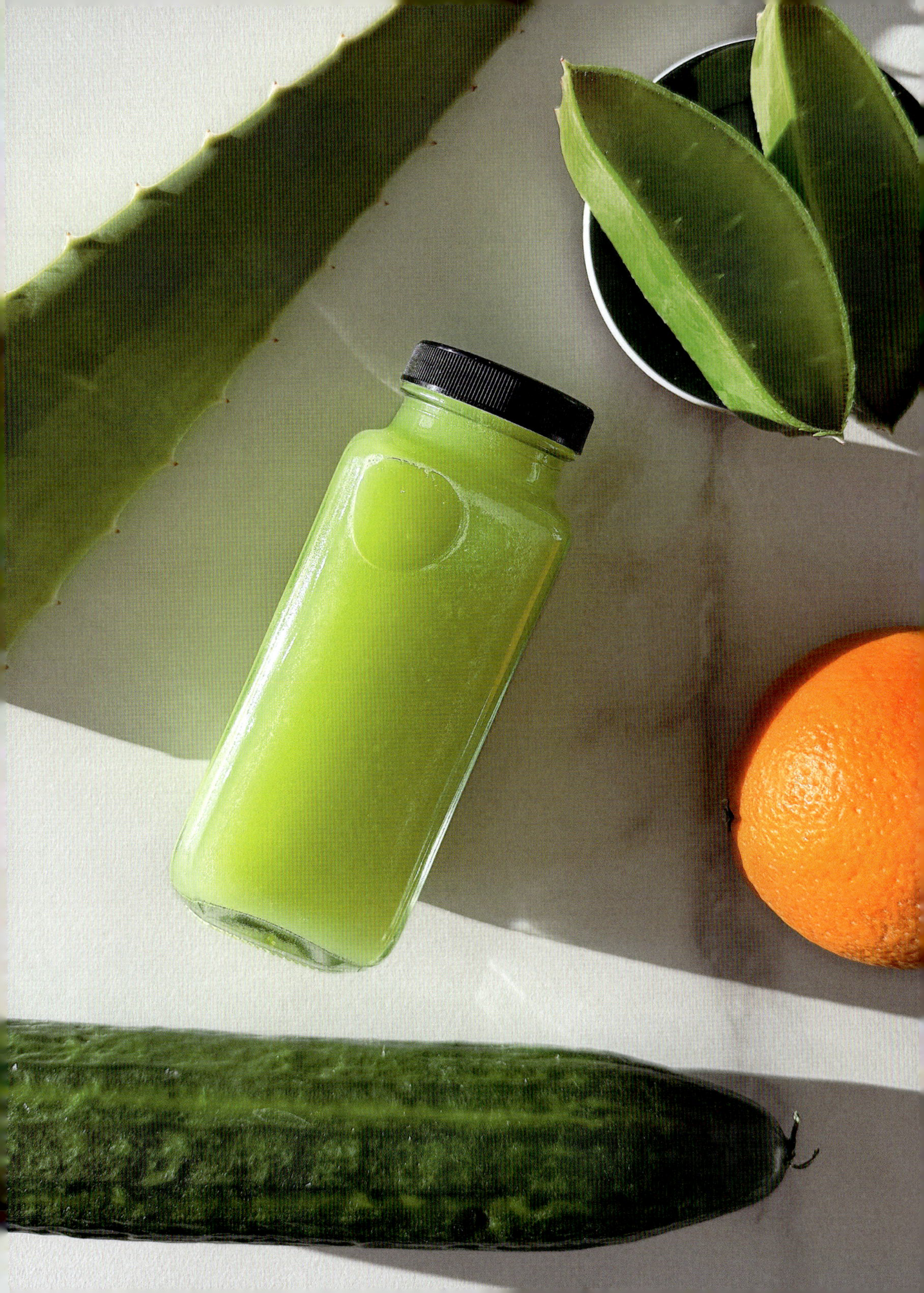

Herbal Balance Shot

Grüne Kräuterkraft für Darmflora und Entgiftung

Diese kleinen Shots kombinieren frische Kräuter mit Zitrone und Ingwer – eine belebende Mischung, die den Stoffwechsel aktiviert und antibakteriell wirkt. Ideal als täglicher Mini-Kick für eine gesunde Darmflora.

Zutaten für 8 Shots (à ca. 50 ml)

½ Bund Petersilie
½ Bund Minze
1 Zitrone
1 Stück Ingwer (ca. 20 g)
½ Ananas (ca. 250 g ohne Schale)

1 Die Kräuter waschen und trocken tupfen. Die Zitrone schälen und in die einzelnen Segmente teilen. Den Ingwer schälen. Die Ananas schälen und grob würfeln.

2 Alles nacheinander im Slow Juicer entsaften. Den gewonnenen Saft in ein Glas oder eine Flasche füllen und frisch genießen oder gekühlt lagern (s. S. 151).

NÄHRSTOFFPROFIL

Nährstoff	Quelle	Funktion
Chlorophyll	Petersilie, Minze	Entgiftend, fördert Darmflora
Vitamin C	Zitrone	Antioxidativ, antibakteriell
Bromelain	Ananas	Unterstützt Regeneration und Lymphfluss
Gingerole	Ingwer	Anregend, fördern Verdauung

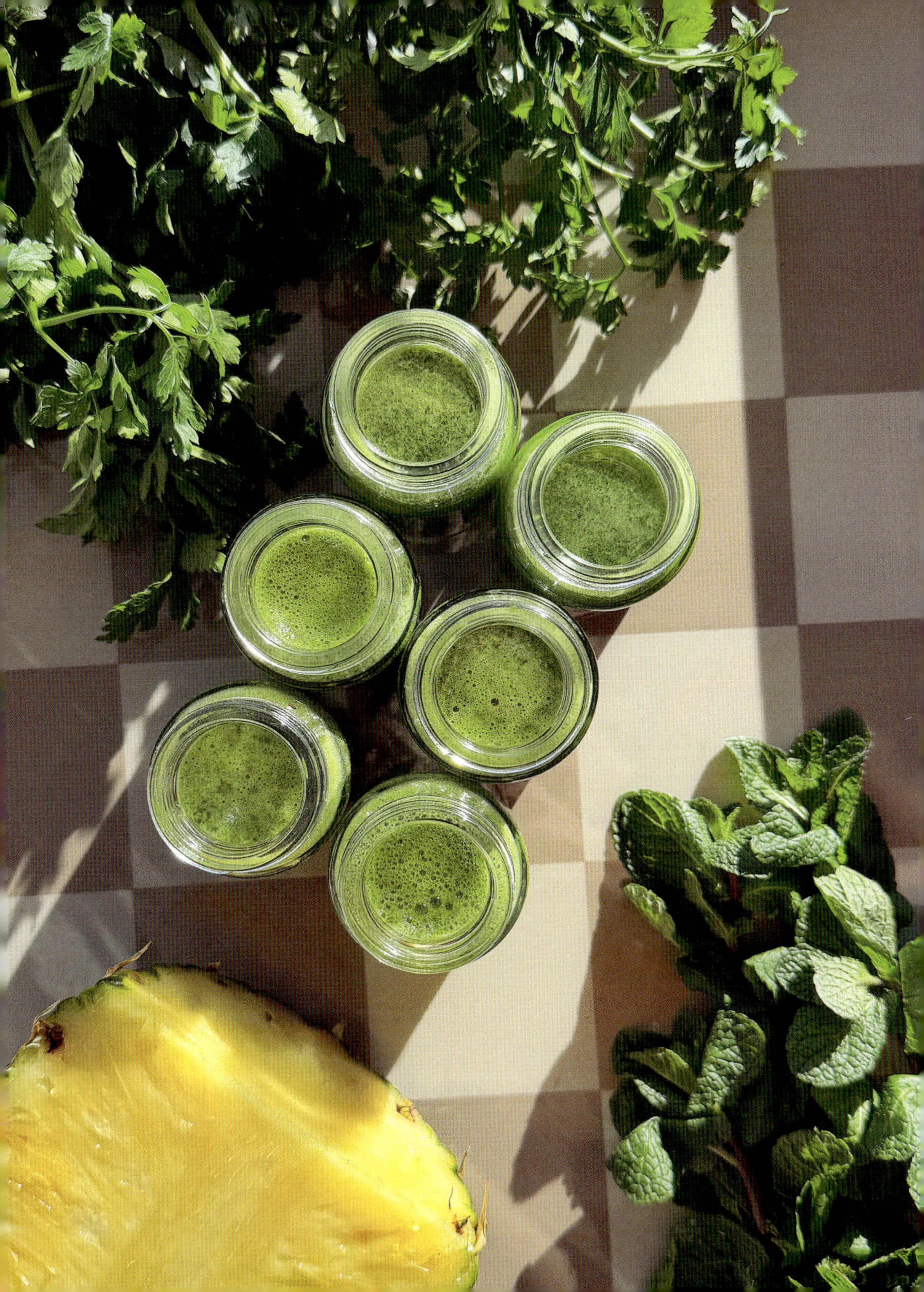

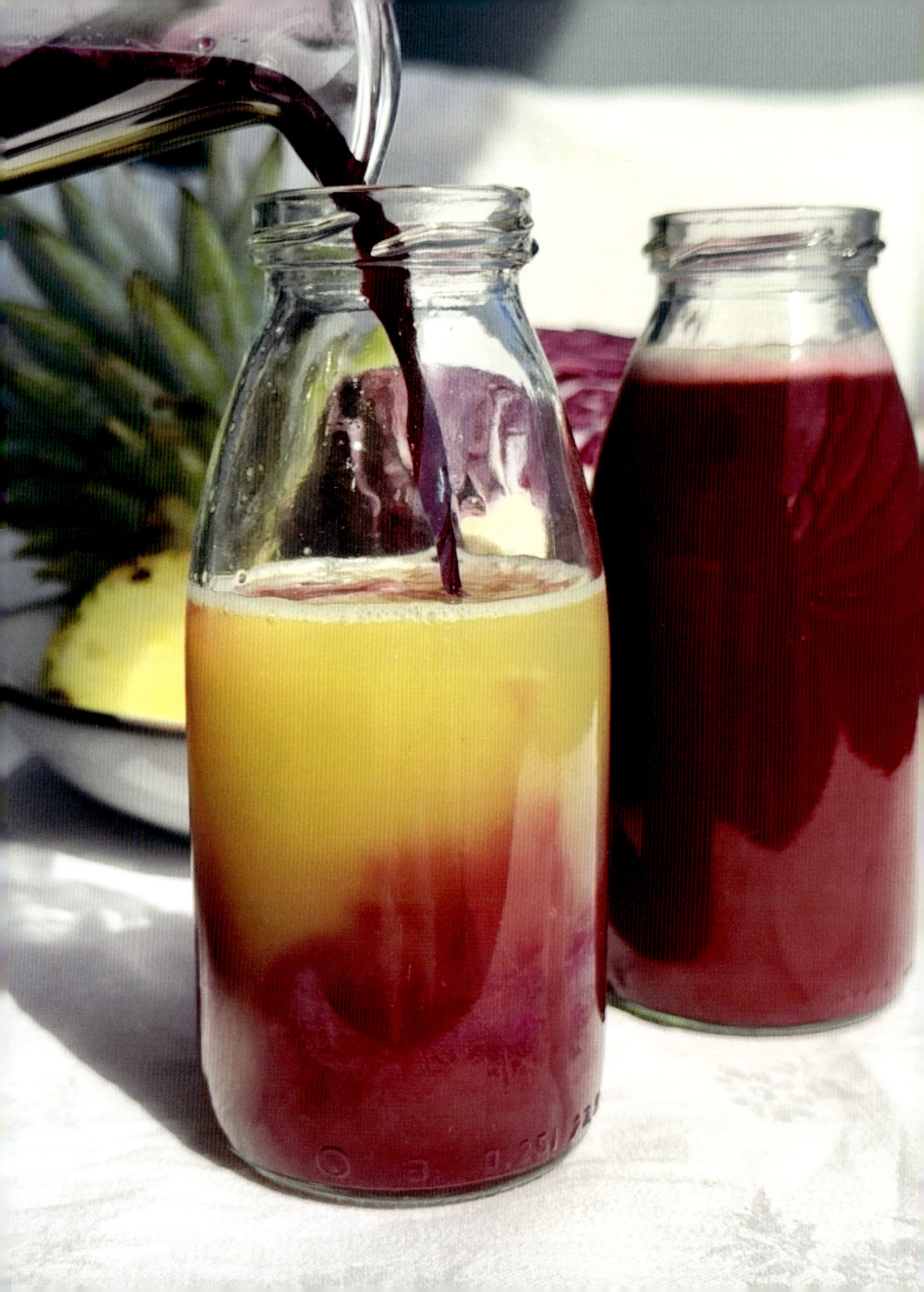

Prebiotic Purple

Ballaststoffreicher Saft für eine gesunde Darmflora

Der Rotkohl enthält präbiotische Ballaststoffe und schützende Anthocyane, die Ananas liefert Bromelain zur Unterstützung der Verdauung. Gemeinsam fördern sie ein gesundes Darmmikrobiom und reduzieren Entzündungen.

Zutaten für ca. 400 ml
¼ kleiner Rotkohl (ca. 200 g)
½ Ananas (ca. 250 g ohne Schale)

1 Den Rotkohl putzen, in die einzelnen Blätter teilen und waschen. Die Blätter trocken tupfen und grob schneiden. Die Ananas schälen und in Würfel schneiden.

2 Beides nacheinander im Slow Juicer entsaften. Den gewonnenen Saft in ein Glas oder eine Flasche füllen und frisch genießen oder gekühlt lagern (s. S. 151).

Tipp: Nach Belieben kann der Rotkohlanteil erhöht werden. Der Saft hat einen ausgeprägten Eigengeschmack und eignet sich für alle, die Rotkohl mögen.

NÄHRSTOFFPROFIL

Nährstoff	Quelle	Funktion
Ballaststoffe und Anthocyane	Rotkohl	Präbiotisch, antioxidativ
Bromelain	Ananas	Verdauungsfördernd, entzündungshemmend
Vitamin C	Ananas	Zellschutz, unterstützt Schleimhautgesundheit

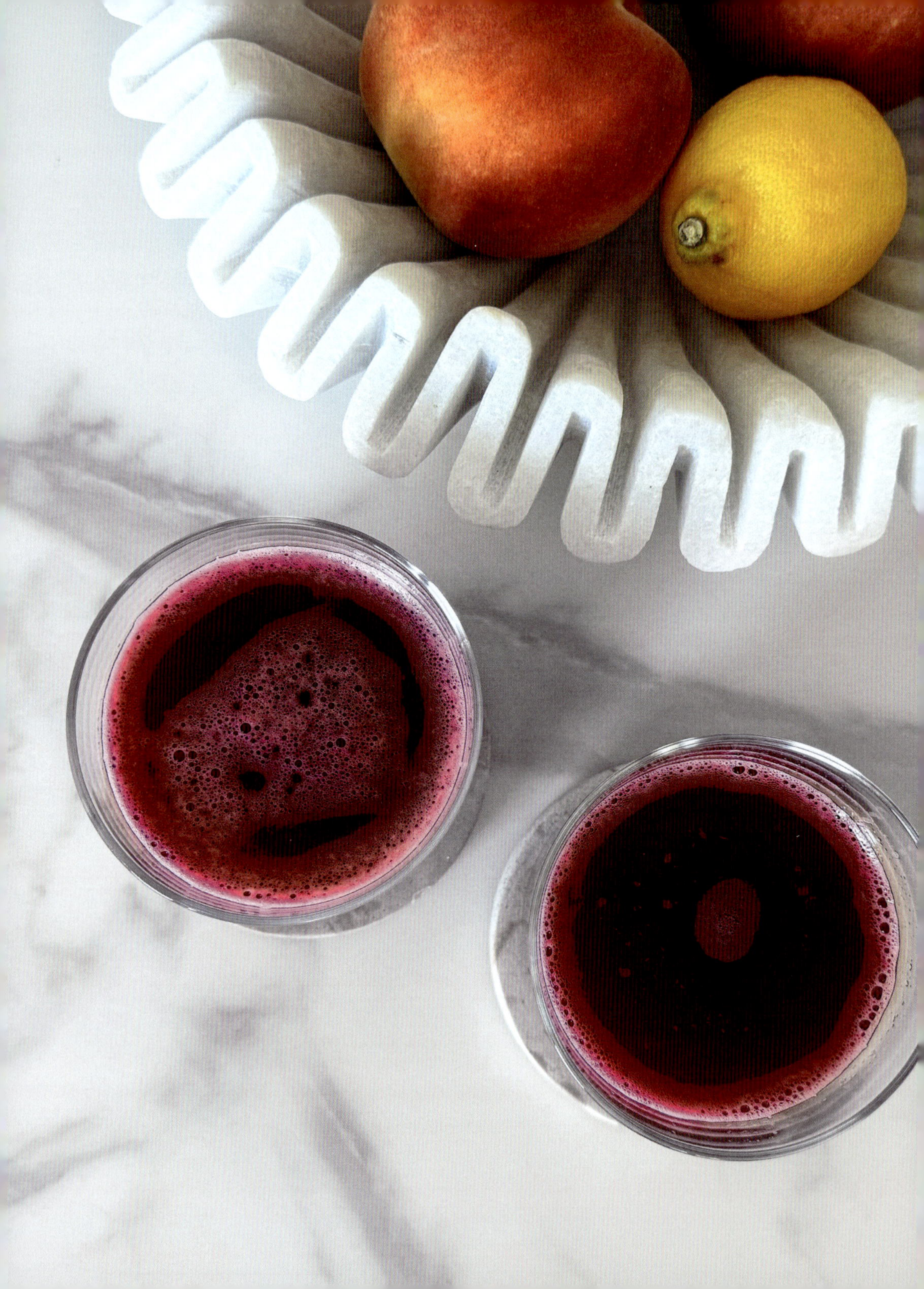

Purple Cleanse

Milder Saft für Leber- und Darmunterstützung

Eine harmonische Kombination aus Rotkohl, Apfel und Zitrone. Der milde Saft enthält reichlich präbiotische Substanzen, die den »guten« Darmbakterien als Futter dienen. On top liefert der rote Kohlkopf viele Antioxidantien.

Zutaten für ca. 500 ml
¼ kleiner Rotkohl (ca. 200 g)
2 Äpfel
1 Zitrone

1 Den Rotkohl putzen, in die einzelnen Blätter teilen und waschen. Die Blätter trocken tupfen und grob schneiden. Die Äpfel waschen, vierteln und entkernen. Die Zitrone schälen und in die einzelnen Segmente teilen.

2 Alles nacheinander im Slow Juicer entsaften. Den gewonnenen Saft in ein Glas oder eine Flasche füllen und frisch genießen oder gekühlt lagern (s. S. 151).

NÄHRSTOFFPROFIL

Nährstoff	Quelle	Funktion
Anthocyane	Rotkohl	Zellschutz, unterstützt Darmbarriere
Pektin	Apfel	Präbiotisch, bindet Toxine
Vitamin C	Zitrone	Antioxidativ, fördert Leberfunktion

Purer Selleriesaft

Ein Klassiker für Darm, Leber und Haut

Der Klassiker unter den Monosäften! Selleriesaft wird zur Unterstützung des Verdauungssystems geschätzt und wirkt sich besonders positiv auf Leber, Darm und Haut aus. Einfach in den Zutaten und konzentriert in der Wirkung – das macht ihn zu einem festen Bestandteil vieler Morgenroutinen. Ideal für alle, die gezielt ihre Verdauung verbessern möchten. Auf den nächsten Seiten folgen noch mehr Infos.

Zutaten für ca. 400 ml
1 große Staude Stangensellerie (400–500 g)

1 Den Sellerie putzen, waschen und in grobe Stücke schneiden.

2 Anschließend im Slow Juicer entsaften. Den gewonnenen Saft in ein Glas oder eine Flasche füllen und frisch genießen oder gekühlt lagern (s. S. 151).

Tipp: Für maximale Wirkung den Saft nicht mischen, nicht verdünnen und frisch trinken!

NÄHRSTOFFPROFIL

Nährstoff	Quelle	Funktion
Natrium-Cluster-Salze	Sellerie	Wirken antibakteriell, antiviral und entzündungshemmend
Enzyme	Sellerie	Fördern Verdauung und Leberfunktion

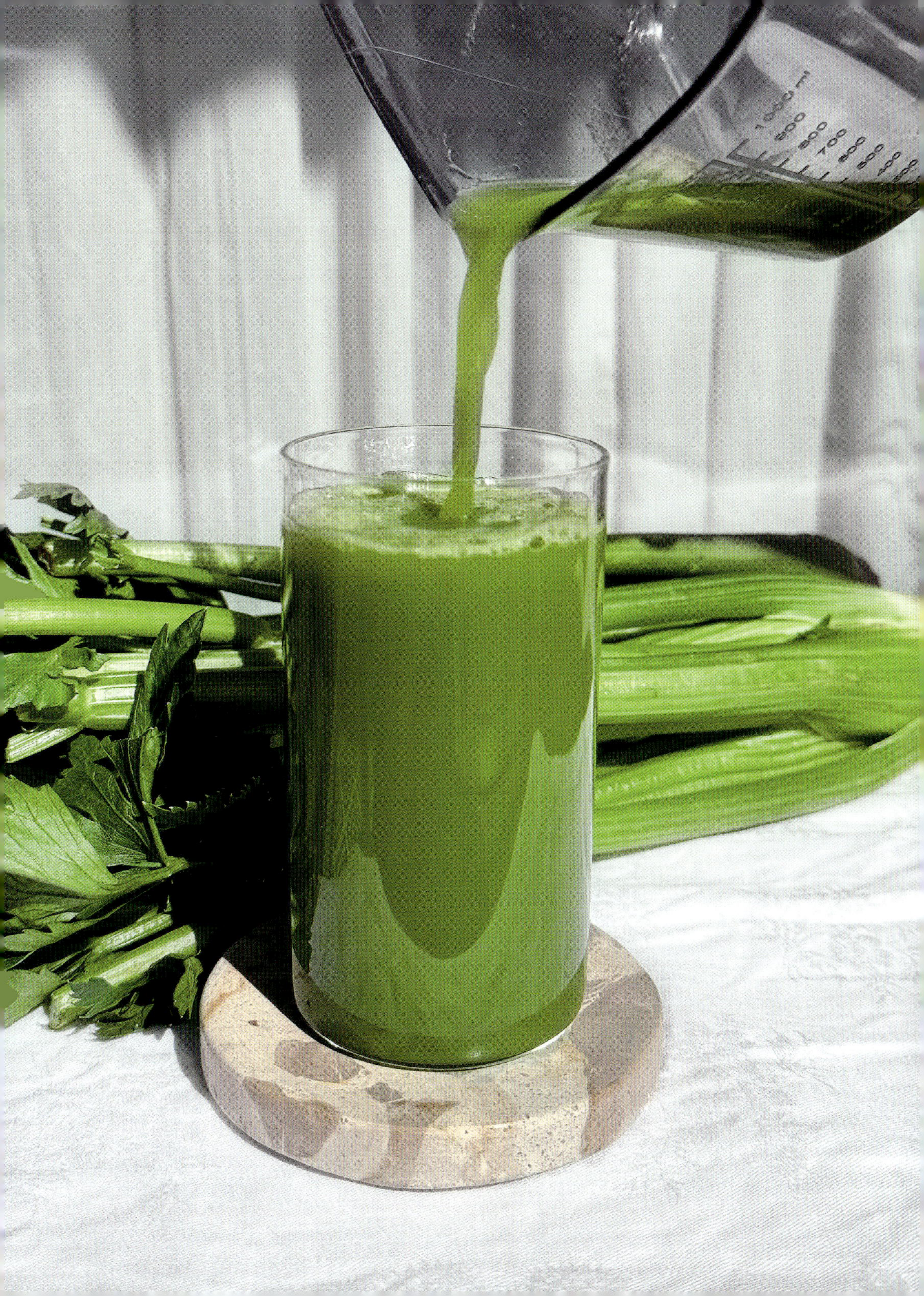
1000 ml
900
800
700
600
500
400

Exkurs: Warum Selleriesaft so besonders ist

Selleriesaft hat viele positive Effekte und wirkt auf das gesamte Verdauungssystem. Schon ein Glas frisch gepresster Saft am Morgen kann deinen Stoffwechsel aktivieren, die Magensäurebildung anregen und die Leber in ihrer Entgiftungsarbeit unterstützen.

Das Geheimnis des Selleriesafts liegt in seiner einzigartigen Kombination aus natürlichen Mineralsalzen, Enzymen und sekundären Pflanzenstoffen. Besonders bemerkenswert sind die sogenannten Natrium-Cluster-Salze, die im Körper entschlackend, antibakteriell und -entzündlich wirken. Sie unterstützen den Aufbau einer gesunden Magensäure, helfen bei der Zersetzung von Rückständen im Verdauungstrakt und können schädliche Keime und Pilze im Darm verdrängen. Viele Menschen berichten, dass sich schon nach wenigen Tagen Selleriesafttrinken ihre Verdauung positiv verändert.

Unterstützung für Darm, Leber und Nervensystem

Dabei wirkt Selleriesaft auf mehreren Ebenen: Er regt die Galle an, entlastet die Leber und unterstützt so den Abtransport von Stoffwechselrückständen. Gleichzeitig stabilisieren seine natürlichen Elektrolyte den Säure-Basen-Haushalt und helfen, Wasser im Gewebe zu regulieren. Auch das Nervensystem profitiert: Die Mineralstoffe wirken wie natürliche Elektrolyte, die die Nervenbahnen beruhigen und gleichzeitig Energie liefern. Dadurch fühlen sich viele nach dem Trinken klarer, wacher und ausgeglichener. Wer ein empfindliches Verdauungssystem hat, kann anfangs mit Durchfall, Durst, Frösteln, Kopfschmerzen oder Übelkeit reagieren. Das zeigt, dass der Körper entgiftet und sich neu reguliert. Trinke in diesem Fall etwas weniger und steigere dich langsam.

Anthony William und der Selleriesaft-Trend

Laut Ernährungsautor Anthony William, der die moderne Selleriesaft-Bewegung geprägt hat, ist Sellerie einer der heilendsten Säfte für das Verdauungssystem. William gilt als einer der größten Befürworter des täglichen Selleriesafts-Trinkens und hat weltweit Millionen Menschen dazu inspiriert, ihn in ihre Morgenroutine zu integrieren. Sein Ansatz: Selleriesaft enthält besondere Natrium-Cluster Salze, die Viren, Bakterien und Keime abtöten und Giftstoffe aus dem Körper spülen. Er empfiehlt Selleriesaft bei vielen körperlichen und entzündlichen Erkrankungen wie Reizdarm, Hauterkrankungen (Akne, Psoriasis, Ekzeme, Neurodermitis), Migräne, Rheuma und Gicht. Auch ich selbst habe positive Veränderungen mit Selleriesaft feststellen können und trinke ihn gerne kurweise.

So wendest du Selleriesaft am besten an

- Morgens nüchtern: 400–500 ml pur trinken, ohne Wasser oder andere Zutaten. Warte anschließend 20–30 Minuten, bevor du frühstückst oder etwas anderes trinkst. Wenn du willst, kannst du ein zweites Glas am Nachmittag trinken.
- Für Einsteiger: Erst mal mit 100–150 ml morgens beginnen und die Menge innerhalb von drei bis vier Tagen langsam steigern.

Gurkensaft – die milde Alternative

Falls du Sellerie nicht verträgst oder er nicht erhältlich ist, bietet ein reiner Gurkensaft (s. S. 51) eine gute Alternative. Er ist wasserreich, basisch, besonders mild und hat ebenfalls positive Auswirkungen auf das Verdauungssystem und die Haut. Ein Glas Gurkensaft am Morgen wirkt hydrierend, entlastet den Darm und spült Giftstoffe aus dem Körper.

Lebergesundheit – zur Entgiftung und Hormonbalance

In diesem Kapitel lernst du, wie du mit gezielt zusammengestellten Säften deine Leber entlasten, Entgiftungsprozesse sanft unterstützen und dich energiegeladener fühlen kannst.

Unser Körper ist von Natur aus ein wahres Entgiftungswunder. Rund um die Uhr filtern Leber, Darm, Nieren, Lunge und Haut Schadstoffe heraus, trennen Nützliches von Belastendem und sorgen dafür, dass Toxine ausgeschieden werden. Herausfordernd wird dieser Prozess durch die Bedingungen der heutigen Welt: Wir sind heute täglich mit Stoffen konfrontiert, die unser Organismus in dieser Konzentration nicht kennt:

- Pestizide und Herbizide (in konventionell angebautem Obst, Gemüse und Getreide)
- Schwermetalle (Blei, Quecksilber, Aluminium)
- Luftverschmutzung (Abgase, Feinstaub)
- Zusatzstoffe in verarbeiteten Lebensmitteln (Konservierungsstoffe, Farbstoffe, Aromen)
- Mikroplastik und hormonähnliche Substanzen aus Kunststoffen
- Medikamentenrückstände im Trinkwasser

Dazu kommen chronischer Stress und zu wenige Ruhephasen, die unsere Entgiftungsorgane zusätzlich belasten und die körpereigenen Regenerationsprozesse beeinträchtigen.

Die Leber leidet stumm

Besonders die Leber reagiert empfindlich auf ein »Zuviel«. Sie arbeitet still im Hintergrund und verfügt nur über wenige Schmerzrezeptoren. Probleme werden oft erst bemerkt, wenn die Überlastung schon weit fortgeschritten ist. Erste Anzeichen einer überlasteten Leber können Hautprobleme (Akne, Ekzeme, fahler Teint), chronische Müdigkeit und Energielosigkeit, ein verlangsamter Stoffwechsel, hormonelle Dysbalancen (PMS, unregelmäßiger Zyklus), Verdauungsbeschwerden (Blähungen, Völlegefühl), Stimmungsschwankungen, Reizbarkeit, Kopfschmerzen oder Brain Fog sein.

Detox ist Selbstfürsorge, kein Trend

Es geht nicht darum, den Körper zu »reinigen«, weil er »schmutzig« wäre. Entscheidend ist vielmehr, ihn in seiner Arbeit zu unterstützen, vor allem weil er mehr leisten muss als je zuvor. Frisch gepresste Säfte sind eine einfache, alltagstaugliche Möglichkeit, genau das zu tun und dem Körper die Arbeit ein Stück leichter zu machen.

Wie frisch gepresste Säfte die Leber entlasten

Frisch gepresste Säfte sind eine wunderbare Möglichkeit, den Körper in seiner natürlichen Entgiftungsfunktion zu unterstützen. Sie wirken auf mehreren Ebenen: Zum einen versorgen sie die Entgiftungsorgane mit Nährstoffen – besonders B-Vitamine, Vitamin C, Magnesium und sekundäre Pflanzenstoffe. Dann aktivieren sie Leberenzyme: Bitterstoffe aus Rucola, Löwenzahn oder Grapefruit regen die Gallenproduktion an und aktivieren körpereigene Entgiftungsenzyme. Das enthaltene Pflanzenwasser aus Gurke, Sellerie oder Wassermelone fördert den Lymphfluss und Kurkuma, Ingwer, Beeren oder grünes Blattgemüse wirken antientzündlich und schützen die Leberzellen vor oxidativem Stress.

Leberleichtigkeit

Erfrischend, mineralstoffreich – für Durchblutung, Galle und Leber

Fruchtig-leicht mit subtiler Erdigkeit – dieser Saft setzt gezielt auf Hydration und Durchblutung. Die Wassermelone hilft, Stoffwechselrückstände auszuleiten, während die Zitrone die Galle anregt – perfekt, wenn die Leber Entlastung braucht.

1 Die Wassermelone schälen, entkernen und in Stücke schneiden. Die Roten Beten putzen, schälen (Achtung, sie färben stark ab!) und kleiner schneiden. Die Zitronen schälen und in die einzelnen Segmente teilen.

2 Alles nacheinander im Slow Juicer entsaften. Den gewonnenen Saft in ein Glas oder eine Flasche füllen und frisch genießen oder gekühlt lagern (s. S. 151).

Zutaten für ca. 900 ml
½ Wassermelone
(ca. 800 g; ohne Schale)
2 Rote Beten
2 Zitronen

Beginner friendly

NÄHRSTOFFPROFIL

Nährstoff	Quelle	Funktion
Betain und Nitrate	Rote Bete	Leberfettstoffwechsel, Durchblutung
Citrullin	Wassermelone	Gefäßweitend, Lymphfluss
Vitamin C	Zitrone	Antioxidativ, unterstützt Entgiftung
Kalium	Wassermelone, Rote Bete	Flüssigkeits- und Gallefluss-Regulation

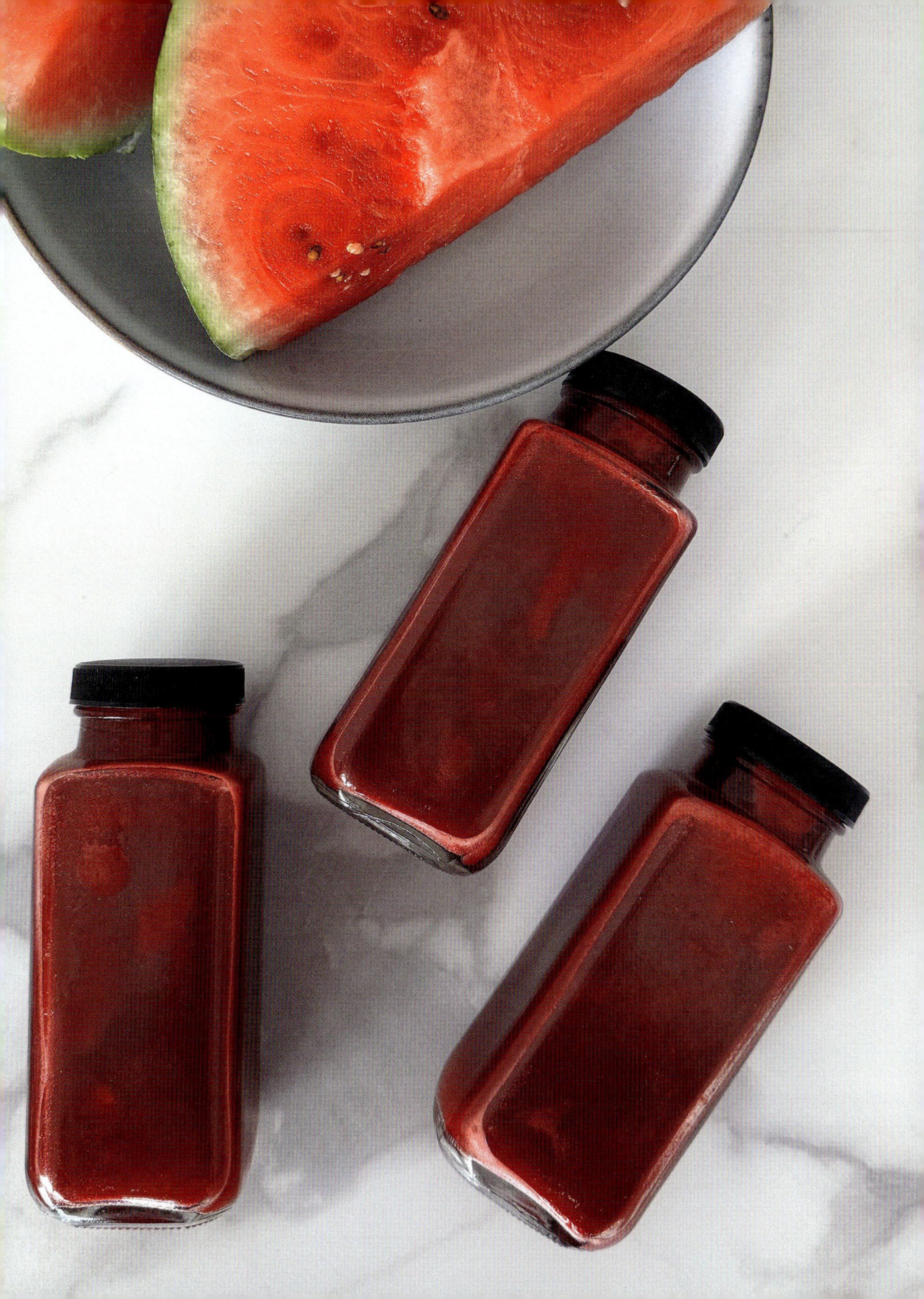

Grüner Leberfreund

Vitalstoffreicher Kreuzblütler-Saft für Entgiftungsenzyme

Mild-grün mit feiner Birnensüße, ein sanfter Saft mit gezielter Wirkung. Sulforaphan aus Brokkoli aktiviert körpereigene Entgiftungsenzyme – ideal bei Müdigkeit, Brain Fog oder verlangsamtem Stoffwechsel.

Zutaten für 500–600 ml
1 Brokkoli
2 Salatgurken
2 Birnen
1 Zitrone

Beginner friendly

1 Den Brokkoli putzen, waschen und in Röschen teilen, den Strunk entfernen. Die Gurken putzen, waschen und grob würfeln. Die Birnen waschen, vierteln und entkernen. Die Zitrone schälen und in die einzelnen Segmente teilen.

2 Alles nacheinander im Slow Juicer entsaften. Den gewonnenen Saft in ein Glas oder eine Flasche füllen und frisch genießen oder gekühlt lagern (s. S. 151).

NÄHRSTOFFPROFIL

Nährstoff	Quelle	Funktion
Sulforaphan	Brokkoli	Aktiviert Entgiftungsenzyme
Vitamin C	Zitrone, Brokkoli	Glutathion-Recycling, antioxidativ
Kalium	Gurke, Birne	Flüssigkeitshaushalt, Ausleitung
Ballaststoffe (Rohsaft-Pulp)	Birne	Darmbewegung, Toxinbindung (nach Belieben Fruchtfleisch mitverarbeiten)

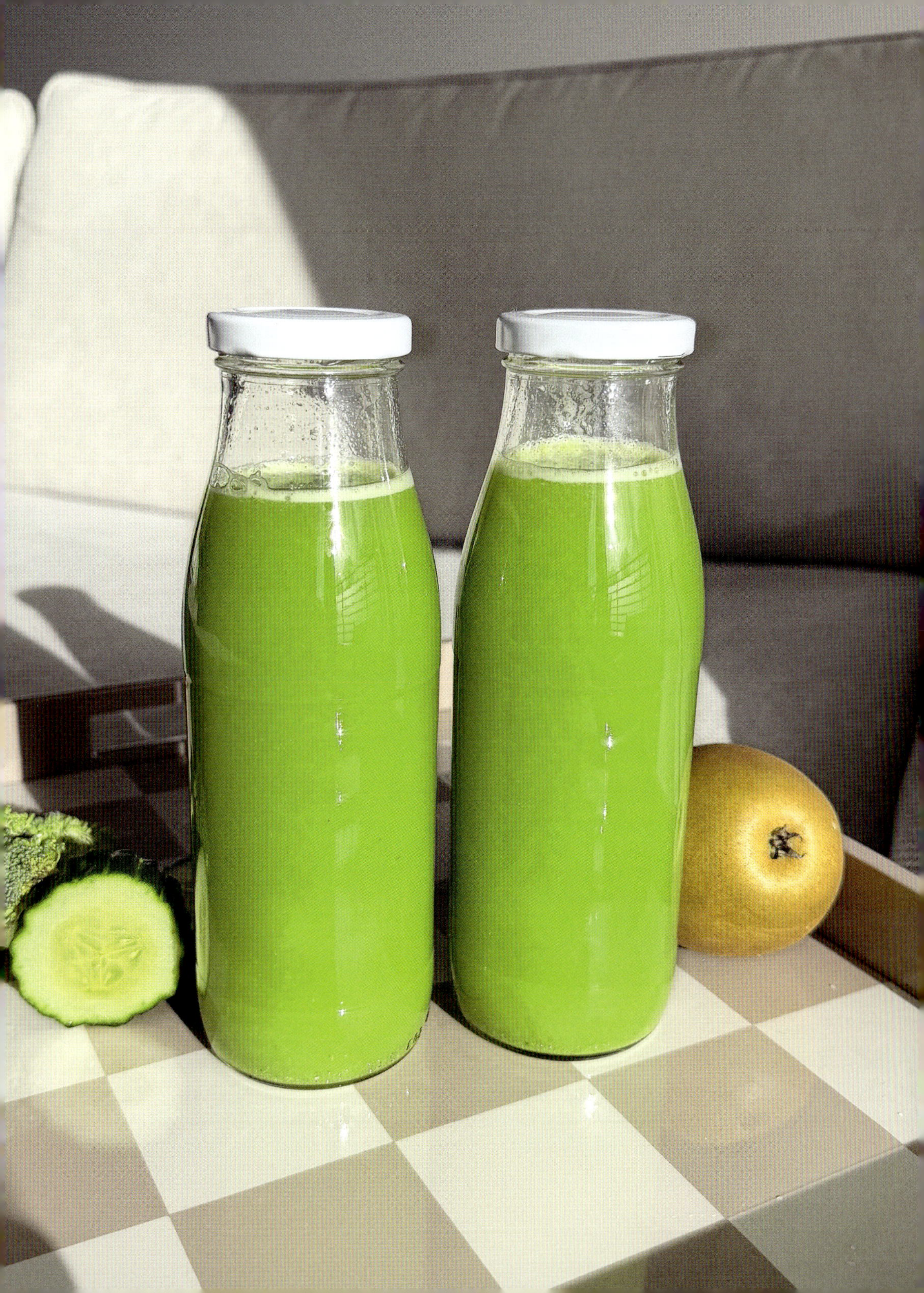

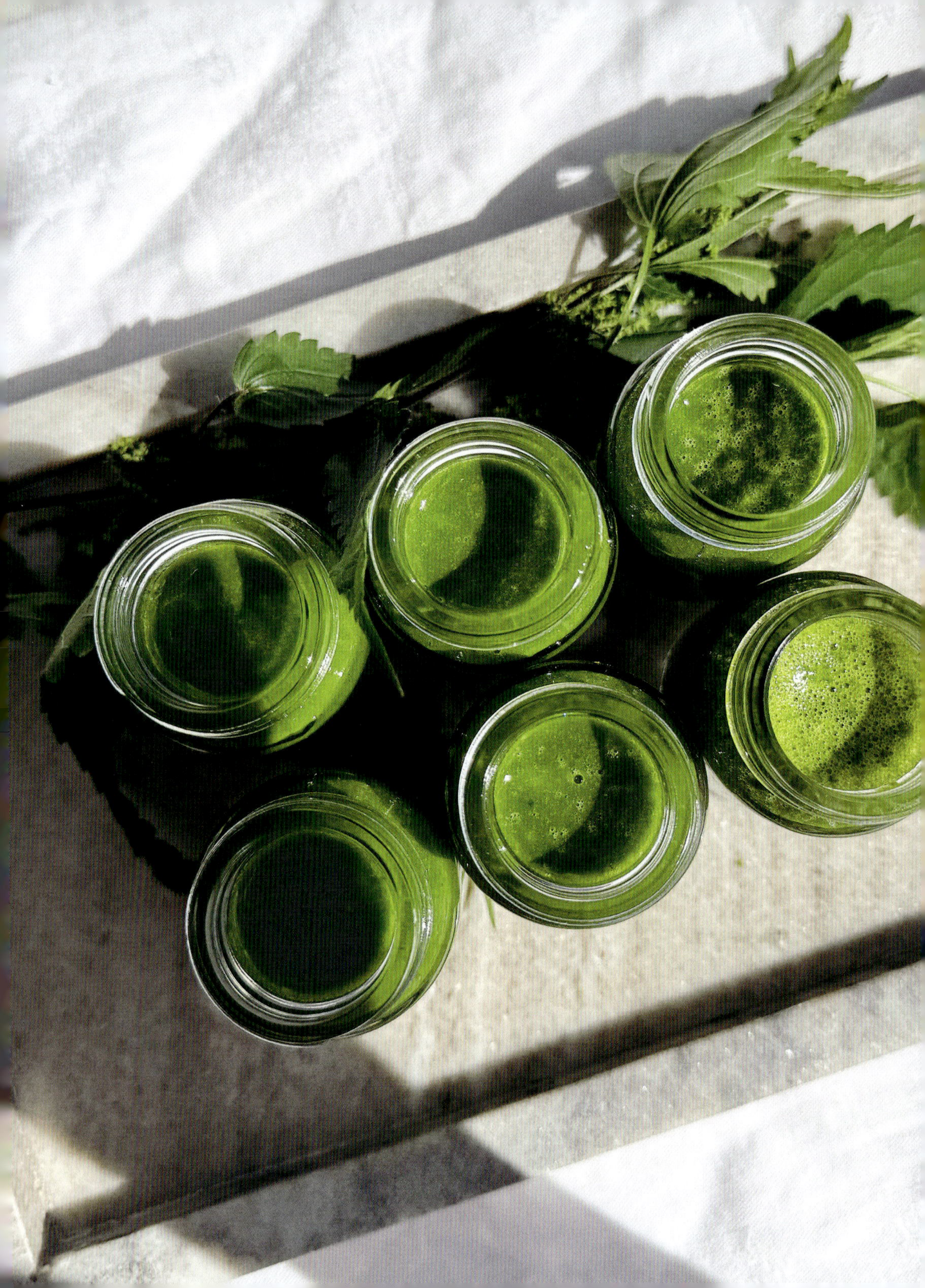

Chlorophyll Cleanse Shot

Konzentrierte Kräuterkraft für tägliche Leberpflege

Die Shots bündeln die reinigende Wirkung von Brennnessel, Petersilie und Koriandergrün. Ideal als täglicher Mini-Impuls, wenn du deine Leberfunktion stärken oder den Körper sanft entlasten möchtest.

1 Alle Kräuter waschen und trocken tupfen, die Petersilie grob hacken. Die Orangen schälen und in die einzelnen Segmente teilen.

2 Alles nacheinander im Slow Juicer entsaften. Den gewonnenen Saft in ein Glas oder eine Flasche füllen und frisch genießen oder gekühlt lagern (s. S. 151).

Zutaten für 8–10 Shots (à ca. 50 ml)

3 Handvoll Brennnesselblätter
½ Bund Koriandergrün
½ Bund Petersilie
2 Orangen

NÄHRSTOFFPROFIL

Nährstoff	Quelle	Funktion
Chlorophyll	Brennnessel, Petersilie, Koriandergrün	Leberzellschutz, Antioxidans
Vitamin C	Orange, Petersilie	Co-Faktor zur Entgiftung, Immunstärkung
Vitamin K	Petersilie	Geweberegeneration
Kalium	Brennnessel	Flüssigkeitshaushalt, Ausleitung

Leber-Bitter-Balance

Bitterstoffreicher Saft zur Aktivierung von Leber und Galle

Der grüne Saft setzt auf die Kraft von Löwenzahn und Brennnessel, um Leber und Galle zu unterstützen. Die Wildkräuter liefern Chlorophyll und Bitterstoffe, die die Verdauung anregen und den Stoffwechsel entlasten.

Zutaten für ca. 450 ml
1 Handvoll Löwenzahnblätter
1 Handvoll Brennnesselblätter
1 Salatgurke
1 grüner Apfel
1 Zitrone

1 Die Wildkräuter gründlich waschen und trocken tupfen. Die Gurke putzen, waschen und grob würfeln. Den Apfel waschen, vierteln und entkernen. Die Zitrone schälen und in die einzelnen Segmente teilen.

2 Alles nacheinander im Slow Juicer entsaften. Den gewonnenen Saft in ein Glas oder eine Flasche füllen und frisch genießen oder gekühlt lagern (s. S. 151).

NÄHRSTOFFPROFIL

Nährstoff	Quelle	Funktion
Bitterstoffe	Löwenzahn	Gallefluss, Leberentlastung
Chlorophyll	Brennnessel, Löwenzahn	Antioxidativ, zellschützend
Vitamin C	Zitrone	Entgiftungs-Co-Faktor
Kalium und Polyphenole	Gurke, Apfel	Ausleitung, Zellschutz

Rote-Bete-Detox

Reich an Eisen- und Folsäure – für Leber- und Blutregeneration

Der kräftige Detox-Saft vereint die leberaktiven Pflanzenstoffe der Roten Bete mit den nährstoffreichen Blättern des Grünkohls. Ein aufbauender Saft, wenn du deine Energie, Blutbildung und Regeneration stärken möchtest.

Zutaten für 500–600 ml
2 Rote Beten
12 Handvoll Grünkohl (grobe Stiele entfernt)
1 Apfel (oder 2 Äpfel)
1 Zitrone

1 Die Roten Beten putzen und schälen (Achtung, sie färben stark ab!), kleiner schneiden. Den Grünkohl waschen und trocken tupfen. Den Apfel waschen, vierteln und entkernen. Die Zitrone schälen und in die einzelnen Segmente teilen.

2 Alles nacheinander im Slow Juicer entsaften. Den gewonnenen Saft in ein Glas oder eine Flasche füllen und frisch genießen oder gekühlt lagern (s. S. 151).

NÄHRSTOFFPROFIL

Nährstoff	Quelle	Funktion
Betain	Rote Bete	Leberfettstoffwechsel
Nitrate	Rote Bete	Durchblutung, Sauerstofftransport
Folat und Vitamin K	Grünkohl	Zellteilung, Regeneration
Vitamin C	Zitrone	Antioxidans, Leberzellschutz

Liver Glow

Fruchtig-frisch bis leicht bitter – aktiviert Leberenzyme und Galle

Ein Saft, der Leberenzyme gezielt aktiviert. Ideal für Tage, an denen sich Leberbelastungen über Anzeichen auf der Haut, an deiner Verdauung oder einfach in Form von Energiemangel bemerkbar machen.

Zutaten für ca. 450 ml
1 Grapefruit
1 Granatapfel
1 Salatgurke

Beginner friendly

1 Die Grapefruit schälen und in die einzelnen Segmente teilen. Die Granatapfelkerne auslösen (s. S. 47). Die Gurke putzen, waschen und grob würfeln, für eine intensivere Farbe schälen.

2 Alles nacheinander im Slow Juicer entsaften. Den gewonnenen Saft in ein Glas oder eine Flasche füllen und frisch genießen oder gekühlt lagern (s. S. 151).

NÄHRSTOFFPROFIL

Nährstoff	Quelle	Funktion
Vitamin C	Grapefruit, Granatapfel	Leberenzym-Aktivierung, antioxidativ
Polyphenole	Granatapfel	Entzündungsmodulation, Zellschutz
Kalium	Gurke	Flüssigkeits- und Gallefluss-Regulation

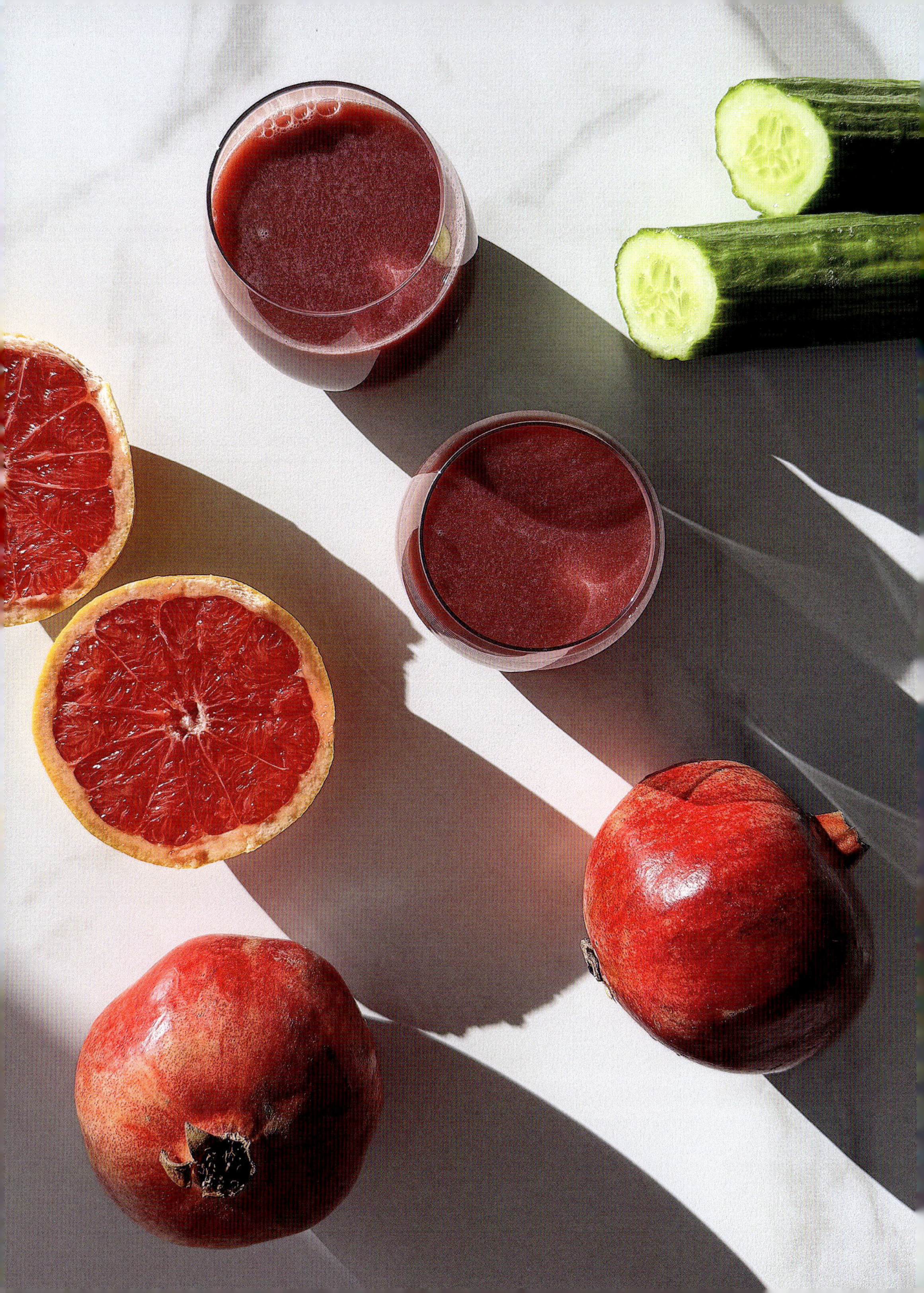

Grünes Reinigungs-Elixier

Basisch-erfrischend, freundlich zu Lymphe und Leber

Ein erfrischend-grüner Saft zur Unterstützung der Leberfunktion. Bitterstoffe regen Leber und Galle an – perfekt bei Wassereinlagerungen, Spannungsgefühlen oder dem Wunsch, die körpereigene Entgiftung anzuregen.

Zutaten für ca. 900 ml

1 Staude Staudensellerie
1 Salatgurke
½ Ananas (ca. 250 g ohne Schale)
1 Handvoll Koriandergrün (oder Rucola)
1 Zitrone

1 Sellerie und Gurke putzen, waschen und grob würfeln. Die Ananas schälen und in Würfel schneiden. Die Kräuter waschen und trocken tupfen. Die Zitrone schälen und in die einzelnen Segmente teilen.

2 Alles nacheinander im Slow Juicer entsaften. Den gewonnenen Saft in ein Glas oder eine Flasche füllen und frisch genießen oder gekühlt lagern (s. S. 151).

NÄHRSTOFFPROFIL

Nährstoff	Quelle	Funktion
Natrium und Kalium	Sellerie, Gurke	Elektrolyte, Entwässerung
Bromelain	Ananas	Entzündungshemmend, Lymphfluss
Bitterstoffe	Rucola	Gallefluss, Leberentlastung
Polyphenole	Koriandergrün, Zitrone	Zellschutz

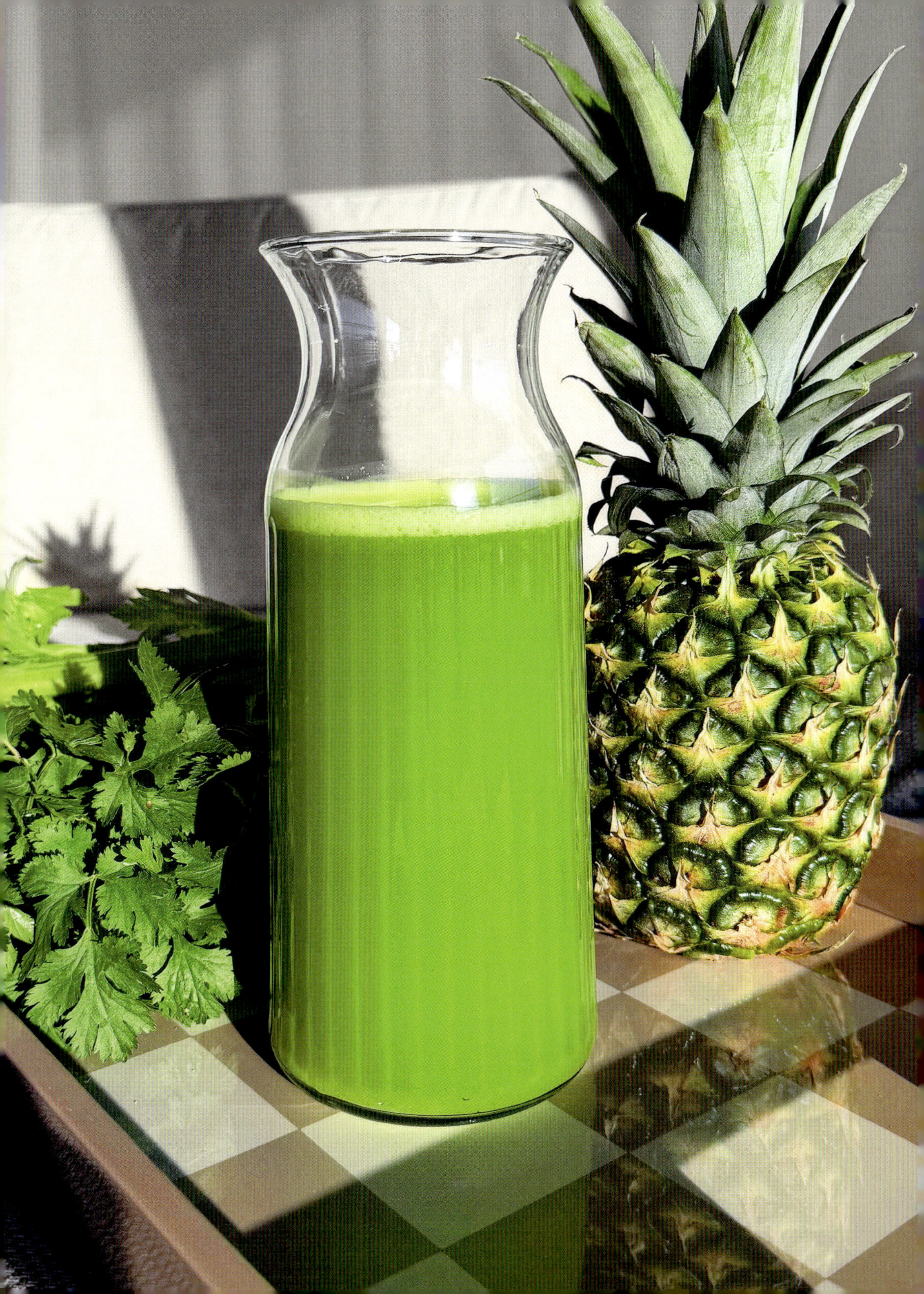

Immunsystem – Stärkung und Schutz in Stressphasen

In diesem Kapitel lernst du, wie du mit gezielten Säften dein Immunsystem nachhaltig stärken, Entzündungen vorbeugen und deine Widerstandskraft von innen aufbauen kannst.

Unser Immunsystem arbeitet unermüdlich, um uns vor Krankheitserregern, Umweltgiften und Stress zu schützen. Damit diese Schutzbarriere stark bleibt, braucht sie eine kontinuierliche Versorgung mit Vitaminen, Mineralstoffen und sekundären Pflanzenstoffen. Besonders in den Übergangszeiten des Jahres oder bei anhaltender Belastung wird deutlich, wie sehr Ernährung unsere Abwehrkraft beeinflusst.

Rund 80 Prozent unserer Immunzellen befinden sich im Darm. Hier entscheidet sich, ob der Körper Entzündungen abwehren kann oder ob sie sich ausbreiten. Eine gesunde Darmflora trainiert das Immunsystem täglich, unterscheidet zwischen »Freund« und »Feind« und produziert entzündungshemmende Botenstoffe. Ist der Darm jedoch geschwächt, etwa durch Antibiotika, Stress, Zucker oder verarbeitete Lebensmittel, leidet auch die Immunabwehr. Häufige Infekte, chronische Entzündungen oder Allergien können die Folge sein.

Wichtige Immun-Nährstoffe

Bestimmte Nährstoffe spielen eine besonders wichtige Rolle für das Immunsystem:

- Vitamin C (z. B. in Zitrusfrüchten, Beeren, Paprika und Petersilie) – aktiviert Immunzellen und wirkt antioxidativ.
- Zink (z. B. in Sprossen) – ist essenziell für die Immunzellfunktion.

- Vitamin A und Beta-Carotin (z. B. in Möhren, Süßkartoffeln und Grünkohl) – schützt Schleimhäute.
- Sekundäre Pflanzenstoffe (z. B. in Beeren, Kurkuma und Ingwer) – wirken entzündungshemmend und antiviral.
- Chlorophyll (z. B. in grünem Blattgemüse und Wildkräutern) – wirkt reinigend und zellschützend.

Tägliche Immunpflege statt Notfall-Booster

Ein Glas frisch gepresster Saft ist damit weit mehr als ein Genuss – es ist tägliche Immunpflege. Besonders in der kalten Jahreszeit, bei erhöhter Belastung oder nach einer Erkrankung kann er helfen, die körpereigene Abwehr zu stärken und Energie zurückzubringen. Der Saft hilft im Akutfall wie auch langfristig.

Wie frisch gepresste Säfte das Immunsystem aktivieren

Frisch gepresste Säfte können das Immunsystem auf natürliche Weise aktivieren: Sie liefern konzentriertes Vitamin C aus Petersilie, Zitrusfrüchten oder Beeren, entzündungshemmende Stoffe aus Ingwer und Kurkuma und sekundäre Pflanzenstoffe, die freie Radikale neutralisieren. Besonders wertvoll sind hier Säfte mit hohem Wassergehalt (Gurke, Sellerie), sie unterstützen den Lymphfluss – ein entscheidender Faktor für den Abtransport von Krankheitserregern und Abfallstoffen. Bitterstoffe aus Rucola, Löwenzahn oder Grapefruit aktivieren zudem die Leber, die eng mit dem Immunsystem zusammenarbeitet.

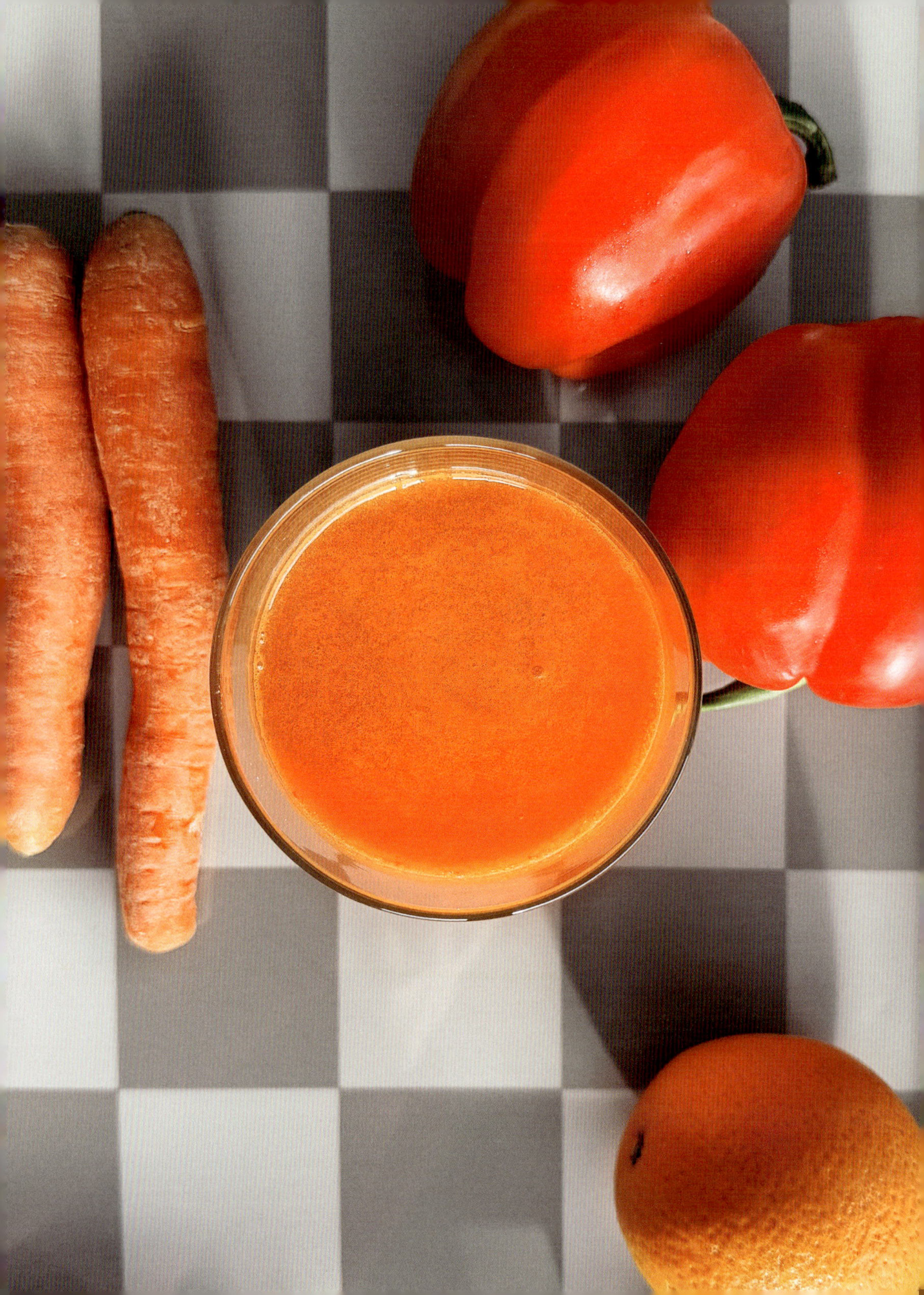

Vitamin-C-Boost

Farbenfroher Immun-Kick für starke Abwehrkräfte

Dieser leuchtend orange Saft ist ein Kick fürs Immunsystem. Paprika und Orange liefern hoch dosiertes Vitamin C für eine starke Abwehr, während Ingwer wärmt und Entzündungen bremst – ideal bei Infektanfälligkeit und im Winter.

Zutaten für 500–600 ml
1 rote Paprika
4 Möhren
2 Orangen
1 Stück Ingwer (ca. 20 g)

1 Die Paprika waschen, der Länge nach halbieren, weiße Trennwände und Kerne entfernen, die Hälften grob in Stücke schneiden. Möhren, Orangen und Ingwer schälen. Die Möhren grob würfeln und die Orangen in Segmente teilen.

2 Alles nacheinander im Slow Juicer entsaften. Den gewonnenen Saft in ein Glas oder eine Flasche füllen und frisch genießen oder gekühlt lagern (s. S. 151).

NÄHRSTOFFPROFIL

Nährstoff	Quelle	Funktion
Vitamin C	Paprika, Orange	Unterstützt Immunsystem, antioxidativ
Beta-Carotin	Möhren	Zellschutz, stärkt Schleimhäute
Gingerole	Ingwer	Entzündungshemmend, durchblutungsfördernd
Flavonoide	Orange	Antioxidativ, antiviral

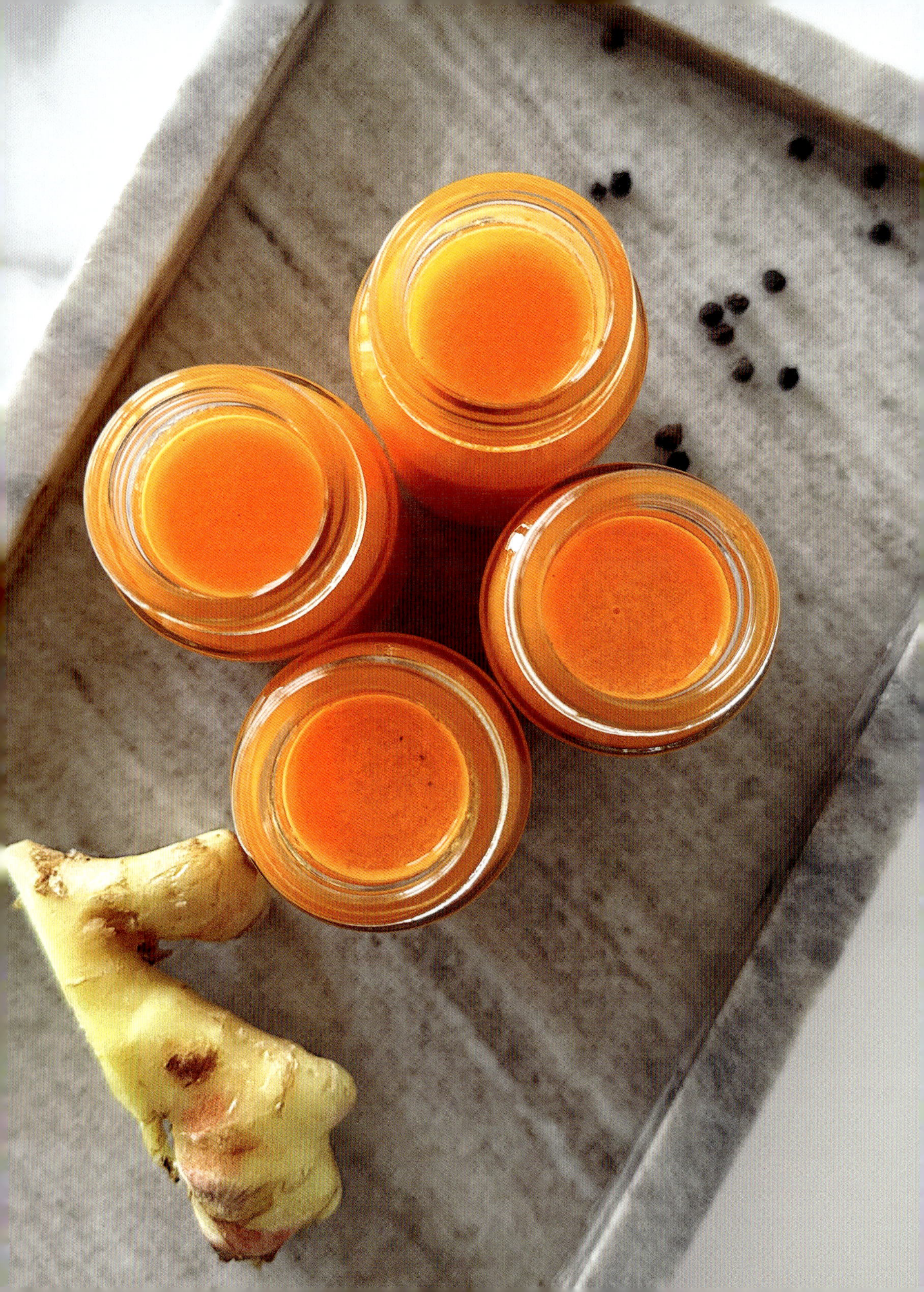

Ginger Turmeric Shot

Kräftig-wärmende Shots bei Erkältungsanfälligkeit

Feurig-scharf mit intensiver Farbe – diese Shots sind konzentrierte Immunpower. Die bewährte Kombination aus Ingwer und Kurkuma wirkt stark entzündungshemmend und aktiviert Immunprozesse – perfekt in der kalten Jahreszeit.

1 Ingwer und Kurkuma schälen. Die Zitrusfrüchte schälen und in die einzelnen Segmente teilen.

2 Alles nacheinander im Slow Juicer entsaften. Zuletzt den Pfeffer vorsichtig einrühren und den Saft in kleine Flaschen oder Gläser füllen. Gekühlt bis zu drei Tage haltbar.

Zutaten für 6–8 Shots (à ca. 50 ml)
1 Stück Ingwer (ca. 40 g)
1 Stück Kurkuma (ca. 40 g)
2 Orangen
1 Zitrone
schwarzer Pfeffer (nach dem Entsaften dazugeben!)

Tipp: Die Intensität der Schärfe lässt sich individuell anpassen. Mehr Orange mildert die Schärfe und verleiht eine natürliche Süße, während zusätzlicher Ingwer oder Kurkuma den Shot kräftiger und schärfer macht.

NÄHRSTOFFPROFIL

Nährstoff	Quelle	Funktion
Curcumin	Kurkuma	Entzündungshemmend, antioxidativ
Gingerole	Ingwer	Wärmend, aktivieren Immunzellen
Vitamin C	Orange, Zitrone	Unterstützt Abwehr und Zellschutz
Piperin	Schwarzer Pfeffer	Verbessert Curcumin-Aufnahme

Golden Berry Immun Shield

Antioxidativer Immunsaft mit Kurkuma, Ingwer und Wildbeeren

Tief violett gefärbter Juice mit warmem Ingwer-Kick – ein antioxidativ wirksamer Immun-Booster mit Beerenkraft. Wildheidelbeeren liefern hochwirksame Anthocyane zum Schutz unserer Zellen – für eine extrastarke Abwehr.

1 Die Beeren verlesen, waschen und trocken tupfen (Tiefkühlware rechtzeitig auftauen lassen). Die Trauben waschen und trocken tupfen. Die Limetten schälen und in die einzelnen Segmente teilen. Kurkuma und Ingwer schälen. Die Gurke putzen, schälen und grob würfeln.

2 Alles nacheinander im Slow Juicer entsaften. Den gewonnenen Saft in ein Glas oder eine Flasche füllen und frisch genießen oder gekühlt lagern (s. S. 151).

Zutaten für ca. 450 ml
½ Tasse TK-Wildheidelbeeren (ca. 70 g; oder Blaubeeren)
1 Handvoll rote Trauben
2 Limetten
1 Stück Kurkuma (ca. 10 g)
1 Stück Ingwer (ca. 10 g)
1 Salatgurke

NÄHRSTOFFPROFIL

Nährstoff	Quelle	Funktion
Curcumin	Kurkuma	Entzündungshemmend, antioxidativ
Gingerole	Ingwer	Wärmend, stimulieren Abwehrzellen
Anthocyane	Wildheidelbeeren	Zellschutz, Immunbalance
Vitamin C	Limette	Aktiviert Immunzellen
Polyphenole und Resveratrol	Trauben	Antioxidativ, entzündungsmodulierend

Golden Immun Glow

Wärmender Herbstsaft mit entzündungshemmender Kraft

Der wärmende Herbstsaft kombiniert die antioxidative Kraft von Beta-Carotin aus Kürbis und Apfel mit dem natürlichen Entzündungsschutz der Kurkuma. Wohltuend und natürlich immunstärkend!

1 Den Kürbis schälen, entkernen und in Stücke schneiden (Hokkaido mit Schale verwenden!). Den Apfel waschen, vierteln und entkernen. Die Zitrone schälen und in die einzelnen Segmente teilen. Die Kurkuma schälen.

2 Alles nacheinander im Slow Juicer entsaften. Dann den gewonnenen Saft mit 1 Prise Zimt verrühren und sofort genießen.

Zutaten für ca. 450 ml

150 g Kürbis (Hokkaido oder Butternut)
1 Apfel
1 Zitrone
1 Stück Kurkuma (ca. 10 g)
Zimtpulver (nach dem Entsaften dazugeben!)

NÄHRSTOFFPROFIL

Nährstoff	Quelle	Funktion
Beta-Carotin	Kürbis, Apfel	Antioxidativ, stärkt die Schleimhäute
Vitamin C	Zitrone	Unterstützt Immunfunktion
Curcumin	Kurkuma	Entzündungshemmend
Polyphenole	Apfel	Zellschutz, antientzündlich

Ananas-Ingwer-Immun-Shot

Fruchtiger, scharfer Vitamin-Boost fürs Immunsystem

Die Kombination liefert antioxidative Pflanzenstoffe, die das Immunsystem unterstützen. Ein konzentrierter Shot, ideal für Tage, an denen du deinem Körper einen natürlichen Abwehr-Kick geben möchtest.

Zutaten für 6 Shots
(à ca. 50 ml)
½ Ananas (ca. 250 g ohne Schale)
1 Stück Ingwer (ca. 60 g)
1 Orange

1 Die Ananas schälen und in Würfel schneiden. Den Ingwer schälen. Die Orange schälen und in die einzelnen Segmente teilen.

2 Alles nacheinander im Slow Juicer entsaften. Den gewonnenen Saft in ein Glas oder eine Flasche füllen und frisch genießen oder gekühlt lagern (s. S. 151).

NÄHRSTOFFPROFIL

Nährstoff	Quelle	Funktion
Bromelain	Ananas	Entzündungsmodulierend, kann die Schleimhäute unterstützen
Gingerole	Ingwer	Antioxidativ, wärmend, stärken die Abwehrkräfte
Vitamin C	Orange	Immunstärkend, antioxidativ
Polyphenole	Orange	Zellschutz, natürliche Entzündungshemmung

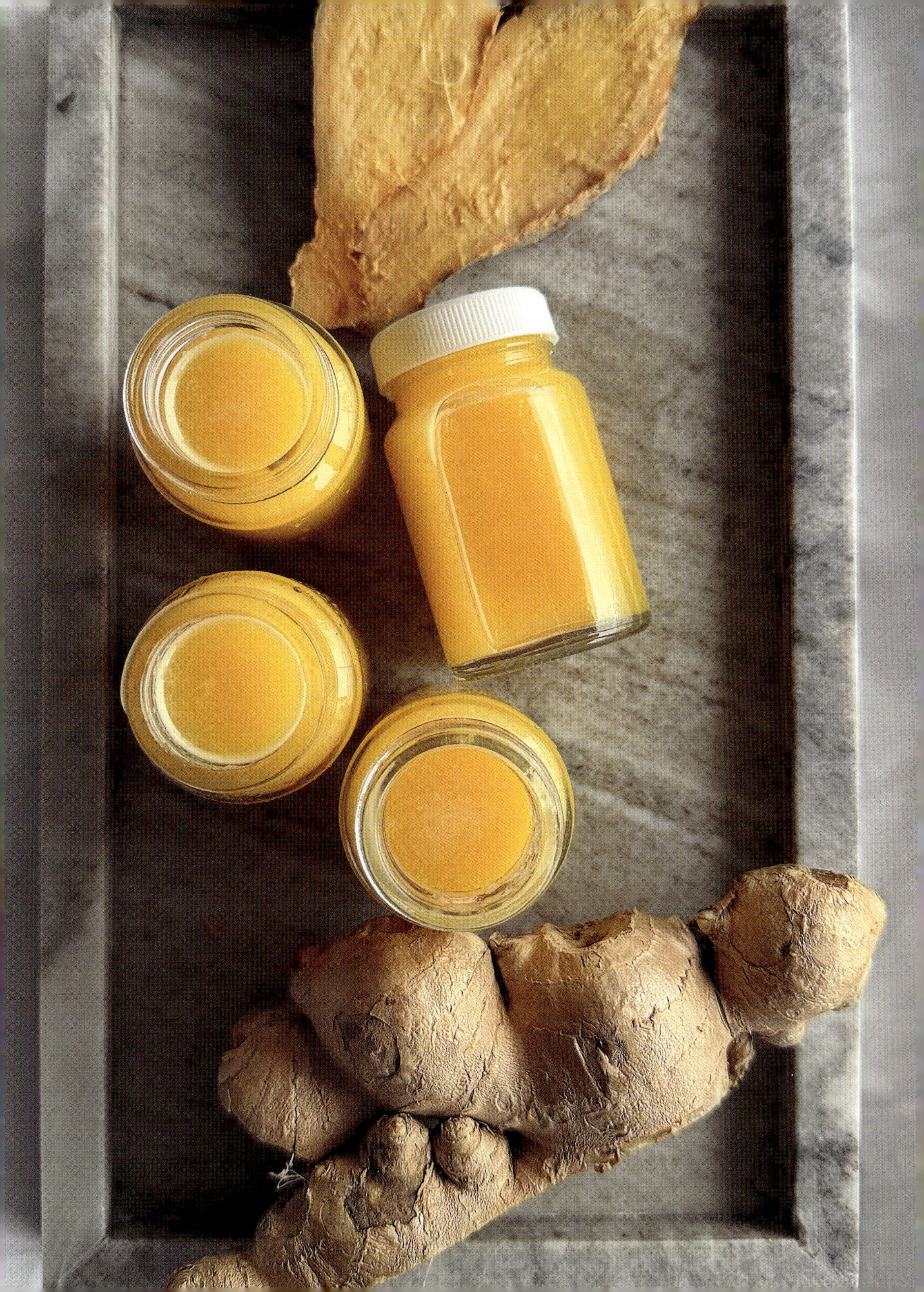

Blutzucker und Cravings – für konstante Energie

In diesem Kapitel lernst du, wie du mit gezielten Säften deinen Blutzuckerspiegel stabilisieren, Heißhungerattacken (sogenannte Cravings) vermeiden und lang anhaltende Energie aufbauen kannst.

Ein stabiler Blutzuckerspiegel ist die Grundlage für Energie, Konzentration und hormonelle Balance. In unserer heutigen Ernährung mit viel Zucker, Weißmehl und verarbeiteten Kohlenhydraten gerät dieser Rhythmus leicht aus dem Takt. Die Folge: Energieabfälle, Reizbarkeit und Heißhungerattacken – besonders am Nachmittag oder abends.

Was passiert bei Blutzuckerschwankungen?

Blutzuckerschwankungen sind grundsätzlich etwas ganz Natürliches – sie entstehen jedes Mal, wenn wir essen. Problematisch wird es erst, wenn der Blutzucker zu stark und zu schnell ansteigt und anschließend abrupt wieder abfällt. Schnell verdauliche Kohlenhydrate lassen den Blutzucker besonders rasch in die Höhe schnellen. Der Körper reagiert mit der Ausschüttung von Insulin – einem Hormon, das hilft, Glukose aus dem Blut in die Zellen zu transportieren, wo sie als Energiequelle dient. Kommt es immer wieder zu starken Blutzuckerspitzen, schüttet der Körper vermehrt Insulin aus. Passiert das regelmäßig, reagieren die Zellen immer schwächer auf das Insulinsignal – es entsteht eine Insulinresistenz.

Wie Insulin die Hormone beeinflusst

Ein dauerhaft erhöhter Insulinspiegel kann das hormonelle Gleichgewicht bei Frauen beeinflussen, indem er die Zusammenarbeit von Blutzucker- und Stresshormonen mit den Geschlechtshormonen stört. Dabei verändert Insulin nicht direkt die Menge der Hormone, sondern beeinflusst, wie stark ihre Wirkung im Körper wahrgenommen wird. Vor allem dann, wenn das Hormonsystem bereits sensibel ist, etwa bei PMS oder Zyklusbeschwerden. Zusätzlich fördert Insulin über den Wachstumsfaktor IGF-1 eine erhöhte Talgproduktion, was hormonell bedingte Hautunreinheiten begünstigen kann.

So zeigen sich Blutzuckerschwankungen im Alltag

Wenn der Blutzucker aus dem Takt gerät, belastet das nicht nur die Bauchspeicheldrüse, sondern auch Leber, Nebennieren und das gesamte Hormonsystem. Typische Symptome instabiler Blutzuckerwerte sind: plötzliche Energieabfälle und Müdigkeit, Heißhunger auf Süßes, Stimmungsschwankungen, Reizbarkeit, Konzentrationsschwierigkeiten, »Brain Fog« oder innere Unruhe und Nervosität. Viele Frauen berichten, dass sich diese Symptome deutlich verbessern, sobald die Blutzuckerwerte wieder stabil sind – oft schon nach wenigen Tagen bewusster Ernährungsumstellung.

Wie frisch gepresste Säfte den Blutzucker stabilisieren

Um Blutzuckerschwankungen zu vermeiden, lohnt es sich, auf Lebensmittel zu setzen, die den Blutzucker langsamer ansteigen lassen: komplexe Kohlenhydrate, gesunde Fette, ausreichend Eiweiß und viel Gemüse. So liefern frisch gepresste Gemüsesäfte mit einem niedrigen Fruchtzuckeranteil konzentrierte Nährstoffe, ohne den Blutzucker zu belasten.

Citrus-Balance

Grapefruit-Ingwer-Saft für Appetitkontrolle und Insulin-Balance

Herb-bitter mit Ingwerschärfe – dieser Saft vereint Bitterstoffe und Gewürze für gleichmäßige Energie. Die natürlichen Bitterstoffe bremsen Heißhunger, Vitamin C unterstützt Stoffwechselprozesse – für lang anhaltende Energie.

1 Den Fenchel putzen, waschen und grob würfeln. Die Zitrusfrüchte schälen und in die einzelnen Segmente teilen. Den Ingwer schälen.

2 Alles nacheinander im Slow Juicer entsaften. Dann den gewonnenen Saft mit 1 Prise Cayennepfeffer verrühren. Am besten frisch trinken.

Zutaten für 500–600 ml
1 Fenchel
1 Grapefruit
1 Zitrone
1 Stück Ingwer (ca. 20 g)
Cayennepfeffer (nach dem Entsaften dazugeben!)

NÄHRSTOFFPROFIL

Nährstoff	Quelle	Funktion
Bitterstoffe	Grapefruit, Fenchel	Appetitregulation, Leberaktivierung
Gingerole	Ingwer	Wärmend, stoffwechselaktivierend
Capsaicin	Cayenne	Fettstoffwechsel, Blutzuckerregulation
Vitamin C	Grapefruit, Zitrone	Antioxidativ, unterstützt Insulinwirkung

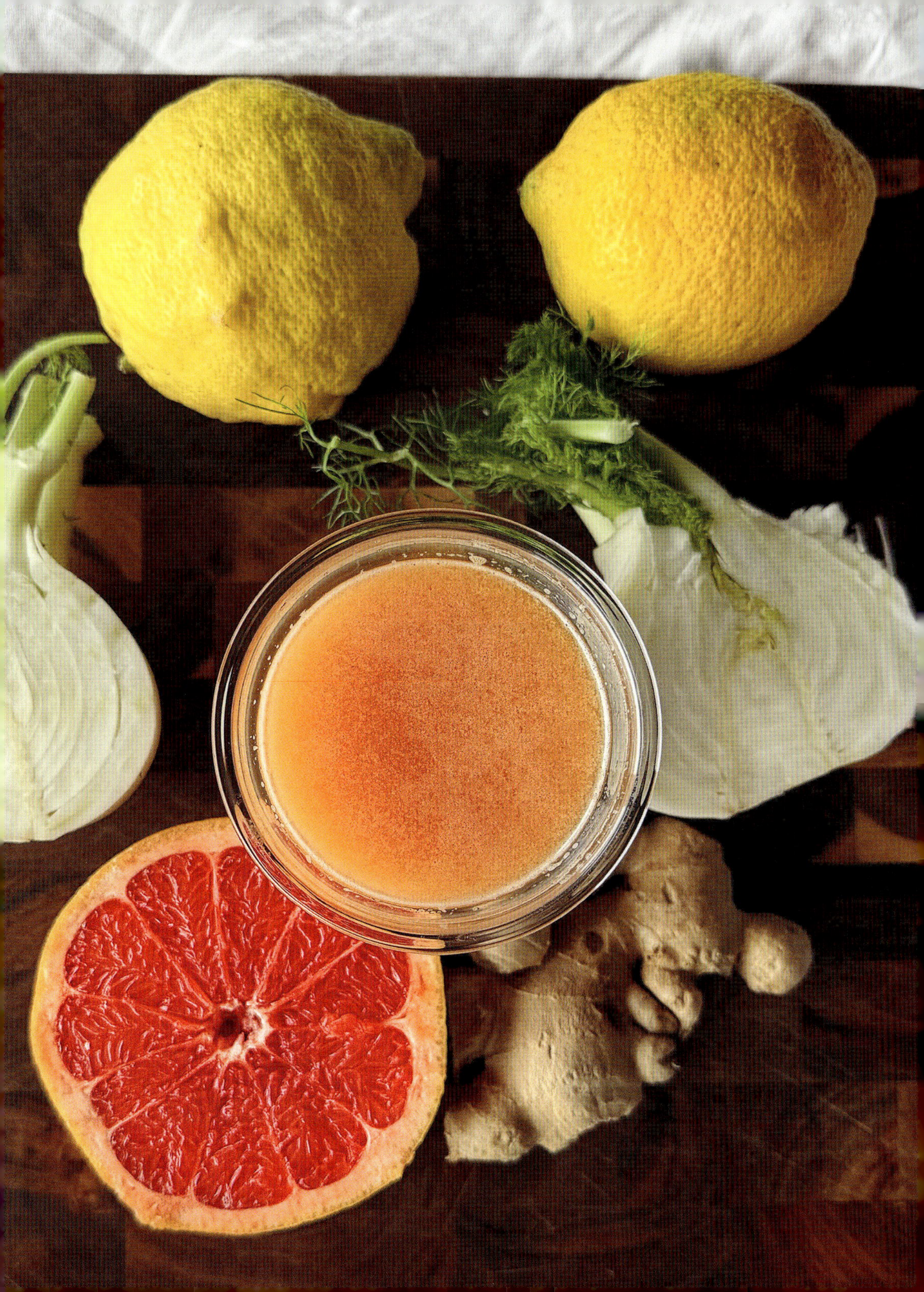

Green Snack Control

Herb-grüner, mineralstoffreicher Saft für stabilen Blutzucker

Der fruchtzuckerarme Gemüsesaft liefert Mineral- und bioaktive Pflanzenstoffe, die den Blutzucker ausgleichen können. Sellerie und Gurke unterstützen den Flüssigkeitshaushalt, Sprossen und Ingwer fördern stoffwechselaktive Prozesse.

1 Sellerie und Gurke putzen, waschen und grob würfeln. Die Sprossen in einem Sieb abbrausen und abtropfen lassen. Den Apfel waschen, vierteln und entkernen. Die Limette schälen und in die einzelnen Segmente teilen. Den Ingwer schälen.

2 Alles nacheinander im Slow Juicer entsaften. Den gewonnenen Saft in ein Glas oder eine Flasche füllen und frisch genießen oder gekühlt lagern (s. S. 151).

Zutaten für ca. 700 ml

1 Staude Staudensellerie
1 Salatgurke
1 Handvoll Sprossen nach Belieben (z. B. Brokkoli oder Alfalfa)
1 grüner Apfel
1 Limette
1 Stück Ingwer (ca. 2 cm lang)

NÄHRSTOFFPROFIL

Nährstoff	Quelle	Funktion
Kalium und Natrium	Sellerie, Gurke	Unterstützen den Flüssigkeitshaushalt und eine stabile Blutzuckerregulation
Sekundäre Pflanzenstoffe	Sprossen	Unterstützen Blutzuckerbalance und Zellstoffwechsel
Gingerole	Ingwer	Stoffwechselaktivierend, fördern die Insulinsensitivität

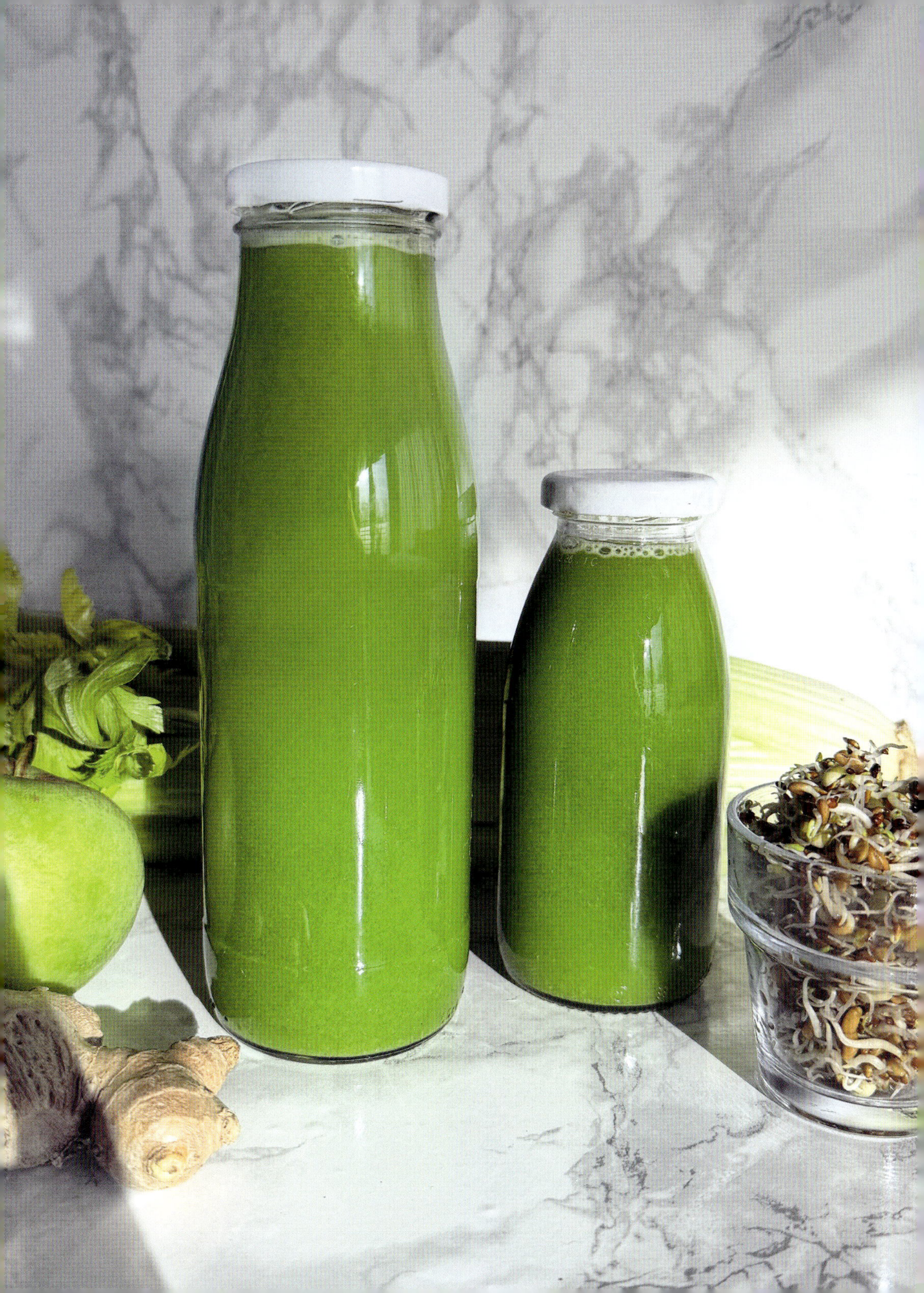

Bitter Green Detox

Bitterstoffe für Appetitregulation und Blutzuckerbalance

Dieser grüne Saft vereint wertvolle Bitterstoffe mit hydrierenden Eigenschaften und kann dazu beitragen, den Blutzucker stabil zu halten und Heißhunger vorzubeugen. Der bittere Rucola dämpft das Appetitempfinden.

1 Den Sellerie putzen, waschen und grob würfeln. Den Rucola verlesen, waschen und trocken tupfen. Die Gurke putzen, waschen und grob würfeln. Die Zitrone schälen und in die einzelnen Segmente teilen.

2 Alles nacheinander im Slow Juicer entsaften. Dann den gewonnenen Saft mit 1 Prise Cayennepfeffer verrühren. Am besten frisch trinken.

Zutaten für ca. 700 ml
1 Staude Staudensellerie
1 Handvoll Rucola
1 kleine Salatgurke
1 Zitrone
Cayennepfeffer (nach dem Entsaften einrühren!)

NÄHRSTOFFPROFIL

Nährstoff	Quelle	Funktion
Bitterstoffe	Rucola	Appetitzügelnd, leberaktivierend
Kalium	Sellerie, Gurke	Flüssigkeitshaushalt, Zellstoffwechsel
Vitamin C	Zitrone	Antioxidativ, verbessert Glukosetoleranz
Capsaicin	Cayenne	Thermogenese, Fettverbrennung

Cinnamon Flow

Wärmender Zimt-Fenchel-Saft bei Heißhunger und Nervosität

Das aromatische Cinnamaldehyd aus dem Zimt steht in Zusammenhang mit einer ausgeglichenen Blutzuckerregulation – ein wichtiger Faktor, wenn Cravings (Heißhungerattacken) häufiger auftreten.

1 Den Fenchel putzen, waschen und grob würfeln. Die Birne waschen, vierteln und entkernen. Den Ingwer schälen.

2 Alles nacheinander im Slow Juicer entsaften. Zuletzt den Zimt vorsichtig einrühren und den Saft frisch genießen oder gekühlt lagern (s. S. 151).

Tipp: Greife bei Zimt am besten zu Ceylon-Zimt. Er ist milder, besser verträglich und enthält kaum Cumarin, das bei häufigem Verzehr die Leber belasten kann.

Zutaten für 400–500 ml
1 Fenchel
1 Birne
1 Stück Ingwer (ca. 2 cm lang)
1 TL Zimtpulver (nach dem Entsaften einrühren!)

NÄHRSTOFFPROFIL

Nährstoff	Quelle	Funktion
Cinnamaldehyd	Zimt	Insulinmodulierend, beruhigend
Anethol	Fenchel	Verdauungsfördernd, blähungshemmend
Polyphenole	Birne	Zellschutz, Blutzuckerstabilisierung
Gingerole	Ingwer	Stoffwechselanregend, ausgleichend

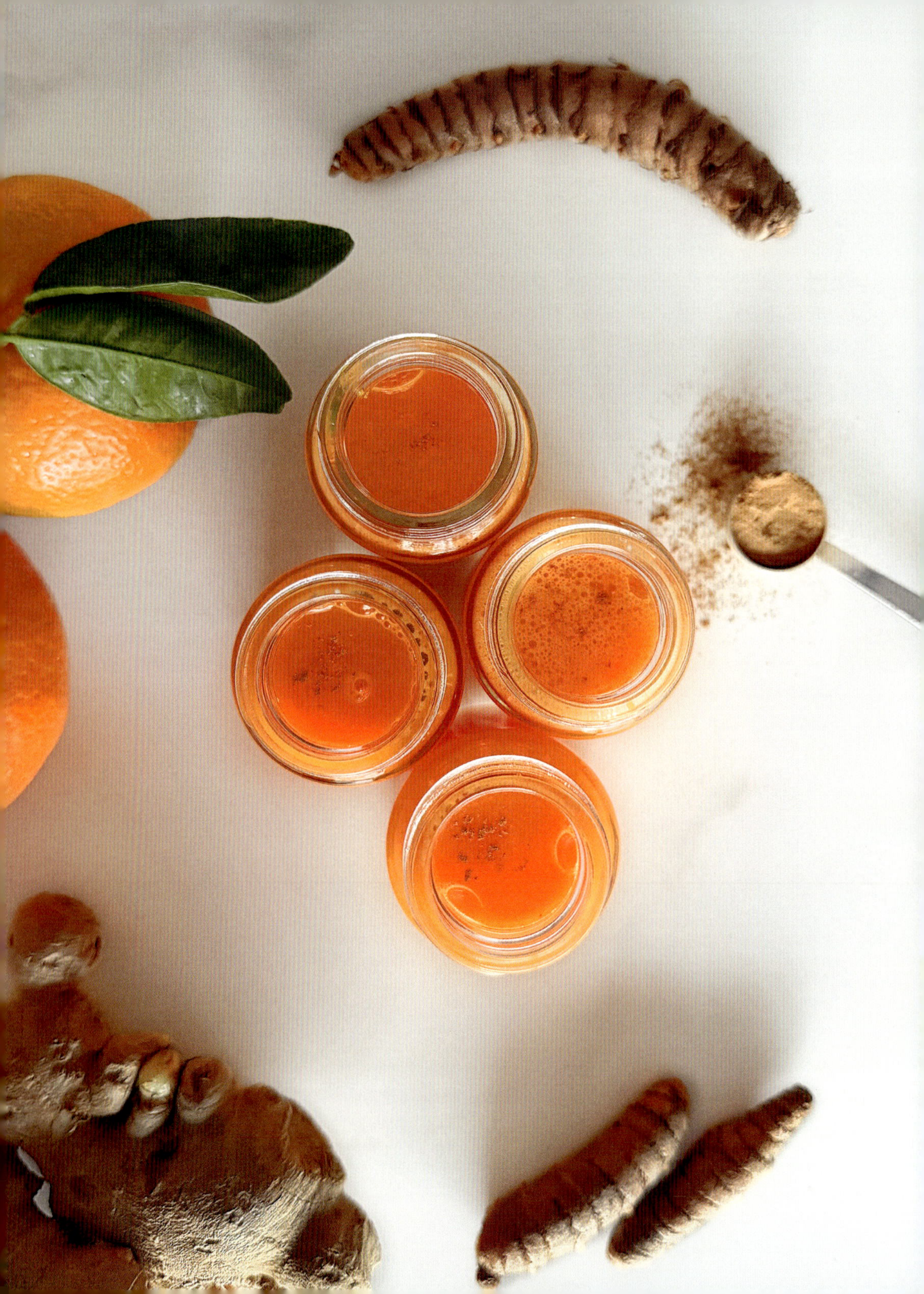

Spice Harmony Shot

Kurkuma-Zimt-Saft für innere Ruhe und gleichmäßigen Blutzucker

Diese Shots kombinieren Gewürze mit Beta-Carotin-reichem Gemüse. Kurkuma und Zimt unterstützen die Insulinsensitivität und helfen, Blutzuckerschwankungen sanft abzufedern, während Ingwer aktivierend und ausgleichend wirkt.

1 Die Möhren putzen, schälen und grob würfeln. Kurkuma und Ingwer schälen. Die Mandarinen schälen und in die Segmente teilen.

2 Alles nacheinander im Slow Juicer entsaften. Zuletzt den Zimt vorsichtig einrühren und den Saft in kleine Flaschen oder Gläser füllen.

Zutaten für ca. 6 Shots
(à ca. 50 ml)
5 Möhren
1 Stück Kurkuma (ca. 10 g)
1 Stück Ingwer (ca. 20 g)
2 Mandarinen
½ TL Zimtpulver (nach dem Entsaften einrühren!)

NÄHRSTOFFPROFIL

Nährstoff	Quelle	Funktion
Curcumin	Kurkuma	Entzündungshemmend, verbessert Insulinsensitivität
Cinnamaldehyd	Zimt	Stabilisiert Blutzuckerspiegel
Beta-Carotin	Möhren	Zellschutz, Hormonbalance
Gingerole	Ingwer	Wärmend, durchblutungsfördernd

Haare und Nägel – Schönheit von innen

In diesem Kapitel lernst du, wie du mit bestimmten Säften dem Körper ausreichend Nährstoffe zuführen kannst. Nur wenn ausreichend Vitamine, Mineralstoffe und Spurenelemente vorhanden sind, kann er sie auch »in die Schönheit investieren«.

Volles Haar und kräftige Nägel gelten seit jeher als Sinnbild für Vitalität und Gesundheit. Umso belastender ist es, wenn die Haare plötzlich dünner werden oder sogar büschelweise ausfallen. Auch ich habe diese Phase erlebt und weiß, wie stark sie das Selbstbewusstsein beeinträchtigen kann. Gleichzeitig habe ich erfahren dürfen, wie eine nährstoffreiche Ernährung und ein ganzheitlicher Lebensstil einen positiven Einfluss auf Haar- und Nagelgesundheit haben. Glanzlose, dünne Haare, brüchige Nägel oder sogar Haarausfall sind oft ein Hinweis darauf, dass im Körper ein Ungleichgewicht besteht. Denn streng genommen sind Haare und Nägel für das Überleben nicht essenziell, weshalb der Körper in Phasen von Mangel oder Belastung die Versorgung hier zuerst einschränkt. Das bedeutet: Liegt ein Defizit vor, werden wertvolle Nährstoffe für lebenswichtige Stoffwechselprozesse genutzt und nicht mehr für die Haar- oder Nagelbildung.

Säure-Basen-Haushalt für Haare und Nägel

Wie erläutert, arbeitet der Körper ständig daran, seinen pH-Wert im Gleichgewicht zu halten. Kommt es zu einer anhaltenden Übersäuerung, greift er auf Mineralstoffdepots zurück – basisch wirkende Nährstoffe wie Kalzium, Eisen, Kalium, Magnesium oder Natrium, die er etwa aus dem Haarboden »zieht«. Auch eine unzureichende Durchblutung und Zirkulation spielen eine große Rolle. Wenn der Stoffwechsel verlangsamt ist oder Gefäße verengt sind, gelangen Nährstoffe nicht mehr in ausreichender Menge dorthin, wo sie gebraucht werden, etwa zu den Haarwurzeln oder ins Bindegewebe. Umso wichtiger ist es, regelmäßig basenbildende Lebensmittel in den Alltag zu integrieren.

Grünes Konzentrat: Gerstengras

Ein echtes Highlight für Haare und Nägel ist Gerstengrassaft: Er ist reich an Mineralstoffen, Chlorophyll, Silizium und Antioxidanzien, lässt sich sogar leicht selbst ziehen und frisch entsaften. Alternativ kannst du grüne Säfte mit hochwertigem Gerstengrassaftpulver anreichern.

Wie frisch gepresste Säfte die Säure-Basen-Balance stabilisieren

Basenbildende Lebensmittel zeichnen sich durch ihren hohen Gehalt an basischen Mineralstoffen wie Kalium, Magnesium und Kalzium aus. Sie unterstützen den Körper dabei, überschüssige Säuren zu neutralisieren und den pH-Wert im Gleichgewicht zu halten. Frisch gepresste grüne Säfte mit Basenbildnern (s. S. 17) bündeln diese Nährstoffe in konzentrierter Form. Sie liefern dem Körper nicht nur Mineralstoffe, sondern auch lebendige Enzyme und sekundäre Pflanzenstoffe, die unseren Stoffwechsel aktivieren und das natürliche Säure-Basen-Gleichgewicht unterstützen. Ein Effekt, der sich auch äußerlich zeigt: in kräftigem, vollem Haar und gesunden Nägeln.

Green Hair Boost

Für Glanz, Feuchtigkeit und Zellschutz

Chlorophyllreiches Blattgemüse, Petersilie und Gerstengras unterstützen die Sauerstoffversorgung der Zellen. Das Vitamin C aus den Orangen begleitet die Kollagenbildung – ideal für trockenes, glanzloses Haar, das neue Kraft braucht.

1 Die Gurke putzen, waschen und grob würfeln. Die Blätter und Petersilie waschen und trocken tupfen, die Petersilie grob hacken. Die Orangen schälen und in die einzelnen Segmente teilen.

2 Alles nacheinander im Slow Juicer entsaften. Zuletzt das Gerstengrassaftpulver einstreuen und vorsichtig einrühren (Achtung, es können sich kleine Klümpchen bilden!). Den Saft in kleine Flaschen oder Gläser füllen.

Zutaten für ca. 500 ml
1 Salatgurke
1 Handvoll dunkelgrünes Blattgemüse (z. B. Spinat oder Salat)
½ Bund Petersilie
2 Orangen
2 TL Gerstengrassaftpulver

NÄHRSTOFFPROFIL

Nährstoff	Quelle	Funktion
Chlorophyll	Blattgemüse, Gerstengras	Zellregeneration, Sauerstoffversorgung
Vitamin C	Orange	Unterstützt Kollagenbildung, verbessert Eisenaufnahme
Silizium	Gurke, Gerstengras	Stärkt Haarstruktur und Nägel
Eisen	Petersilie, Blattgemüse	Blutbildung, Versorgung der Haarfollikel

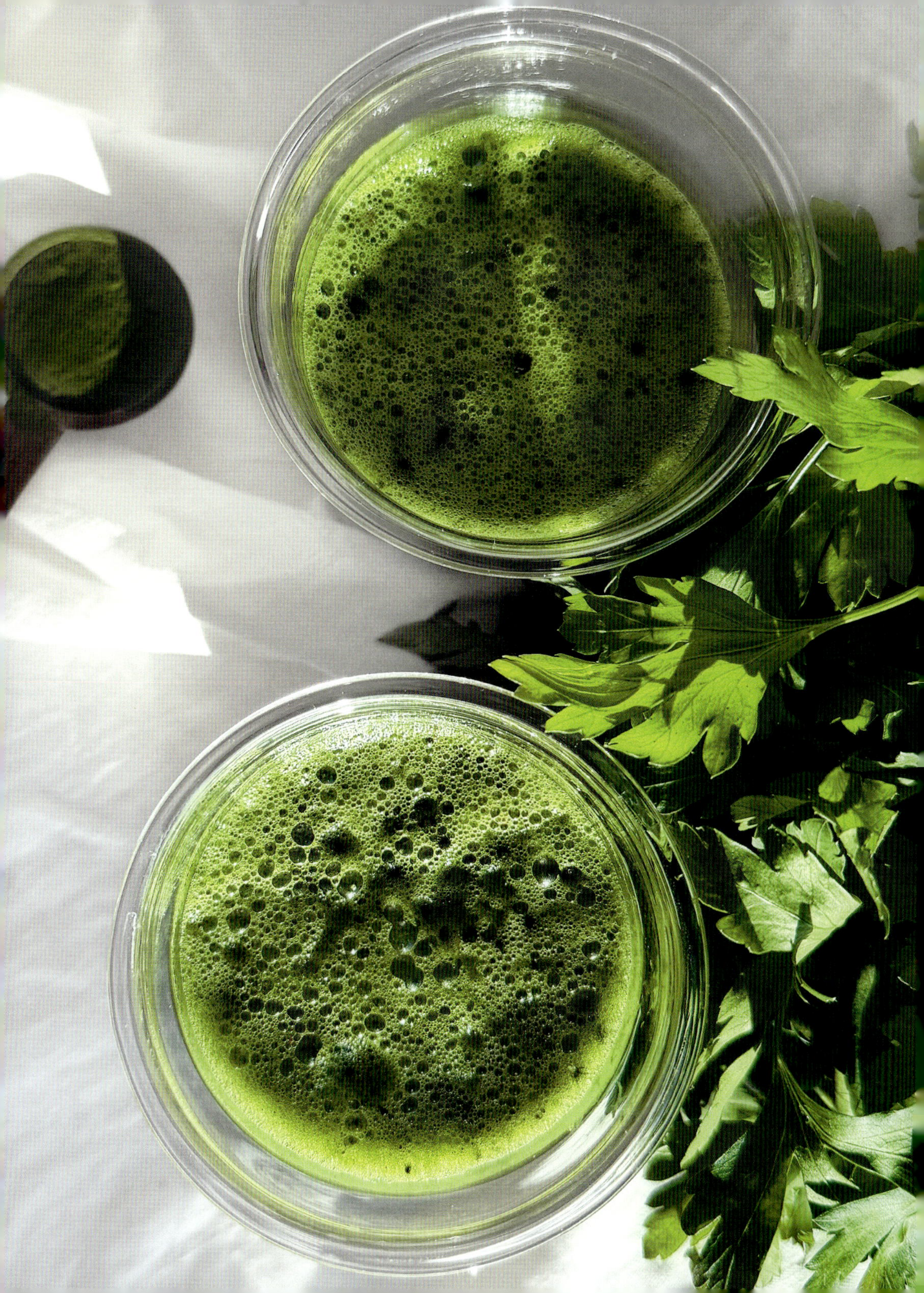

Sprossensaft

Für kräftiges Haarwachstum und Zellneubildung

Ein Saft, der voller Wachstumskraft für Haare und Nägel steckt. Brokkolisprossen liefern hochaktive Pflanzenstoffe für Zellschutz und Regeneration. Besonders geeignet bei dünner werdendem Haar oder brüchigen Nägeln.

Zutaten für 400–500 ml

- 1 Salatgurke
- 1 kleine Handvoll Brokkolisprossen
- 1 Kiwi
- 1 Handvoll Blattspinat
- 1 Orange

1 Die Gurke putzen, waschen und grob würfeln. Die Sprossen in einem Sieb abbrausen und abtropfen lassen. Die Kiwi halbieren und schälen. Den Spinat verlesen, waschen und trocken schleudern. Die Orange schälen und in die einzelnen Segmente teilen.

2 Alles nacheinander im Slow Juicer entsaften. Den gewonnenen Saft in ein Glas oder eine Flasche füllen und frisch genießen oder gekühlt lagern (s. S. 151).

NÄHRSTOFFPROFIL

Nährstoff	Quelle	Funktion
Sulforaphan	Brokkolisprossen	Zellschutz, aktiviert Entgiftungsenzyme
Vitamin K und C	Spinat, Kiwi	Kräftigung von Haarwurzeln, Kollagenbildung
Zink	Brokkolisprossen	Essenziell für Haarwachstum
Folsäure	Spinat	Zellteilung, Neubildung von Haar- und Nagelzellen

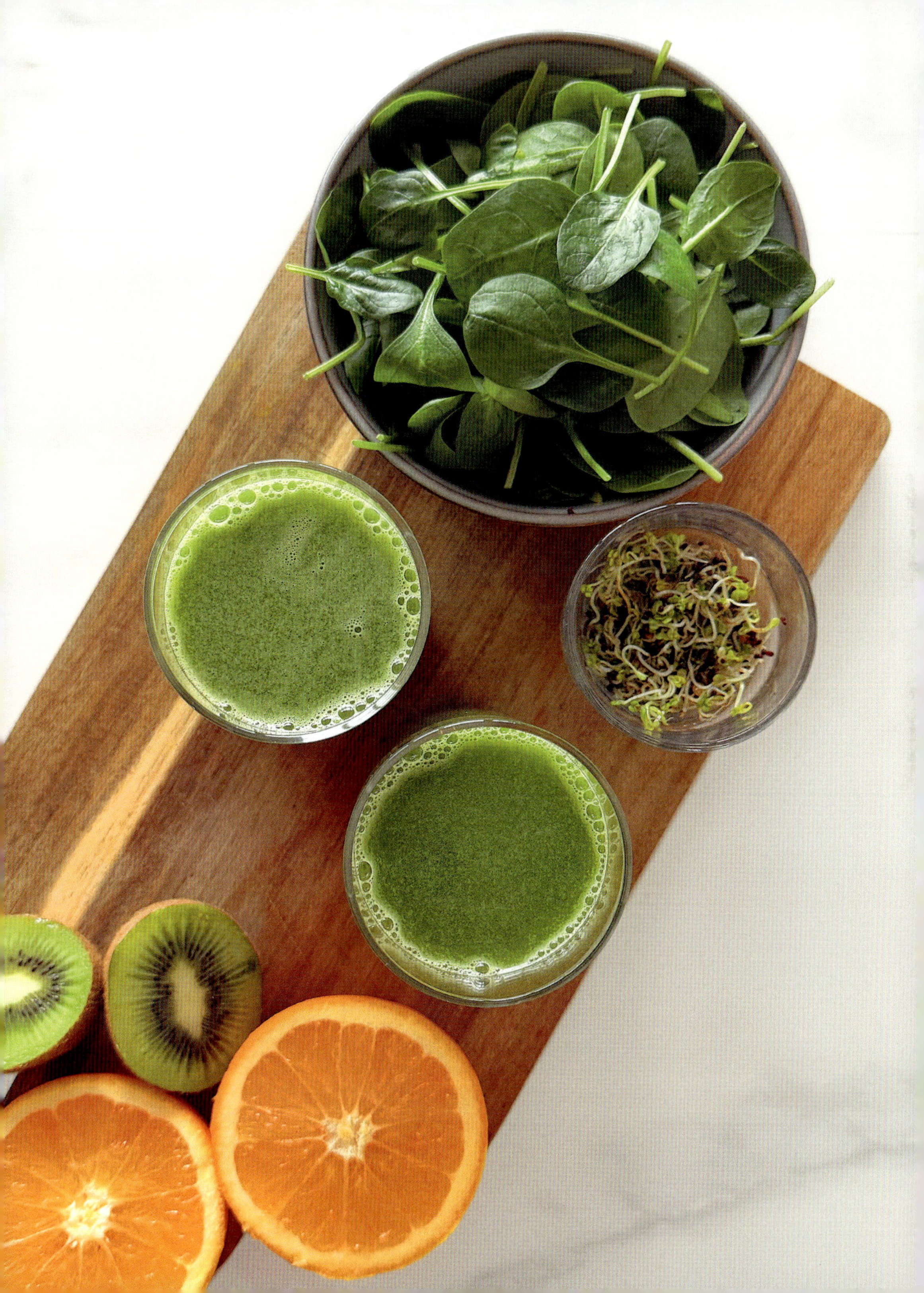

Wildkräuter-Boost

Für Mineralstoffe, Entgiftung und starkes Haar von der Wurzel

Der herb-würzige Saft stärkt das Haar von der Wurzel an. Brennnessel und Mangold liefern wertvolle Mineralstoffe sowie Chlorophyll für Blutbildung und Nährstoffversorgung der Haarwurzeln. Der Effekt wird nicht zu übersehen sein!

1 Die Brennnesseln waschen (am besten mit Handschuhen pflücken!) und trocken tupfen. Die Birne waschen, vierteln und entkernen. Mangold und Minze waschen und trocken tupfen. Die Gurke putzen, waschen und grob schneiden.

2 Alles nacheinander im Slow Juicer entsaften. Den gewonnenen Saft in ein Glas oder eine Flasche füllen und frisch genießen oder gekühlt lagern (s. S. 151).

Zutaten für ca. 400 ml
2 Handvoll Brennnesselblätter
1 Birne
1 Handvoll Mangold (oder Baby-Blattspinat)
1 Handvoll Minzblätter
1 Salatgurke

NÄHRSTOFFPROFIL

Nährstoff	Quelle	Funktion
Eisen und Chlorophyll	Brennnessel, Mangold	Blutbildung, Nährstoffversorgung der Haarwurzel
Silizium	Brennnessel	Festigt Haarstruktur und Nägel
Antioxidantien	Birne	Zellschutz
Menthol	Minze	Durchblutungsfördernd, erfrischend für Kopfhaut

Sprossen-Shot

Konzentrierter Zell- und Wachstums-Booster

Mini-Impulse für kräftiges Haarwachstum! Das Biotin aus den Sprossen sorgt dafür, Zellteilung, Keratinbildung und Eisenverwertung anzukurbeln. Ideal als täglicher Boost, wenn Haare und Nägel neue Kraft und Wachstumsenergie benötigen.

Zutaten für 6 Shots (à ca. 50 ml)

1 Handvoll Linsensprossen
4 Möhren
2 Orangen

1 Die Sprossen in einem Sieb abbrausen und abtropfen lassen. Die Möhren putzen, schälen und grob würfeln. Die Orangen schälen und in die einzelnen Segmente teilen.

2 Alles nacheinander im Slow Juicer entsaften. Den gewonnenen Saft in ein Glas oder eine Flasche füllen und frisch genießen oder gekühlt lagern (s. S. 151).

NÄHRSTOFFPROFIL

Nährstoff	Quelle	Funktion
Biotin	Linsensprossen	Fördert Haar- und Nagelwachstum
Beta-Carotin	Möhren	Zellschutz, stärkt Kopfhaut
Vitamin C	Orangen	Unterstützt Eisenaufnahme, antioxidativ

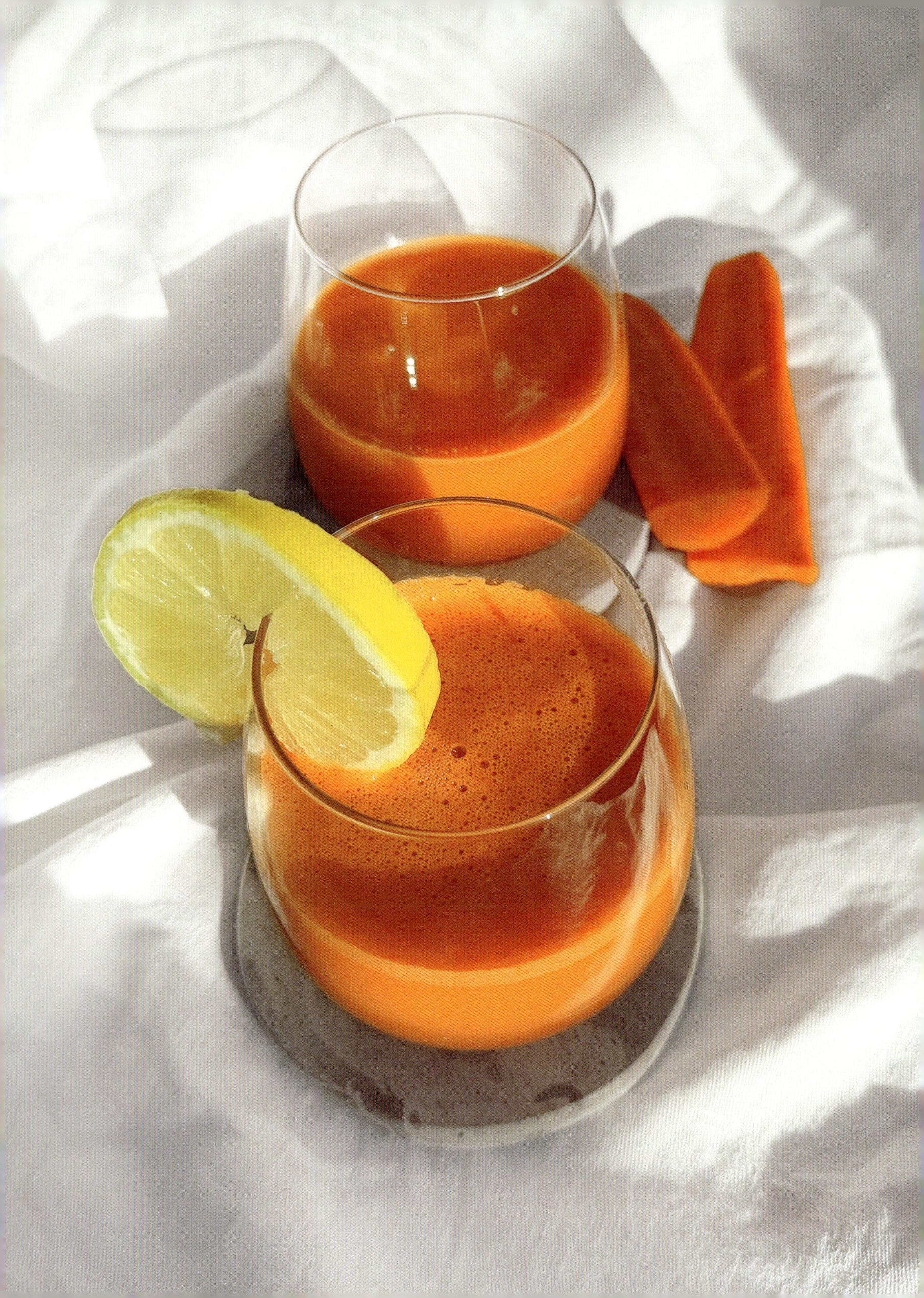

Beta Glow

Für gesunde Kopfhaut und glänzende Haare

Ein besonders sanfter, aber wirkungsvoller Saft für den strukturellen Aufbau von Haaren und Nägeln. Der Fokus liegt auf Beta-Carotin als zentralem Nährstoff für gesunde Zellteilung, widerstandsfähige Keratinstrukturen und eine ausgeglichene Talgproduktion der Kopfhaut.

Zutaten für ca. 500 ml
1 Süßkartoffel
5 Möhren
1 Apfel
1 Zitrone

1 Die Süßkartoffel schälen, waschen und grob würfeln. Die Möhren putzen, schälen und klein würfeln. Den Apfel waschen, vierteln und entkernen. Die Zitrone schälen und in die einzelnen Segmente teilen.

2 Alles nacheinander im Slow Juicer entsaften. Den gewonnenen Saft in ein Glas oder eine Flasche füllen und frisch genießen oder gekühlt lagern (s. S. 151).

NÄHRSTOFFPROFIL

Nährstoff	Quelle	Funktion
Beta-Carotin	Süßkartoffel, Möhren	Vorstufe von Vitamin A, unterstützt Haarwachstum und Zellneubildung
Polyphenole	Apfel	Antioxidativer Zellschutz
Vitamin C	Zitrone, Apfel	Kollagensynthese, stärkt Haarstruktur und Nägel
Kalium	Möhren, Apfel	Zellstoffwechsel, Nährstofftransport

Eisen-Power – Energie und Blutbildung

In diesem Kapitel lernst du, wie frisch gepresste Säfte den Eisenhaushalt und die Blutbildung gezielt unterstützen können. Du erfährst, welche Zutaten die Eisenaufnahme und die Sauerstoffversorgung der Zellen fördern und den Körper nachhaltig bei Blutbildung und Energieversorgung unterstützen.

Ein starker menstrualer Blutverlust sowie ein dauerhaft niedriger Eisenspiegel können Energie, Belastbarkeit und Wohlbefinden schwächen – und unter Umständen auch die Fruchtbarkeit beeinflussen. Eisen ist für den Sauerstofftransport, die Zellteilung und den Energiestoffwechsel essenziell – Prozesse, die für einen gesunden Zyklus und eine stabile körperliche Regulation wichtig sind. Ein Eisenmangel entsteht dabei nicht nur durch den Blutverlust während der Periode, sondern häufig auch durch eine eingeschränkte Eisenaufnahme oder -verwertung im Körper.

Warum der Darm entscheidend ist

Auch hier spielt der Darm eine Schlüsselrolle. Ist die Darmflora aus dem Gleichgewicht oder die Darmschleimhaut geschwächt, kann selbst eisenreiche Ernährung nicht richtig verwertet werden. Hilfreich ist es dann, den Darm zu reinigen und zu regenerieren, mehr Bitterstoffe in die Ernährung einzubauen und mit fermentierten Lebensmitteln (z. B. Sauerkraut, Kimchi) oder gezielter Unterstützung seine Aufnahmefähigkeit zu verbessern. Gleichzeitig gibt es Eisenhemmer – wie Kaffee, Schwarztee oder Milchprodukte –, die die Aufnahme zusätzlich erschweren, und wertvolle Eisen-Booster wie Vitamin C, das in Kombination die Eisenaufnahme aus Lebensmitteln im Körper erheblich verbessern kann.

Tierisches vs. pflanzliches Eisen

Tierisches Eisen (Häm-Eisen) ist besonders gut verwertbar, steckt aber fast ausschließlich in Fleisch oder Produkten daraus. Pflanzliches Eisen (Non-Häm-Eisen) ist zwar etwas schwieriger aufzunehmen, bringt dafür aber andere Vorteile mit sich: Es kommt in Lebensmitteln vor, die basisch wirken und den Säure-Basen-Haushalt positiv beeinflussen. Deshalb ist es entscheidend, pflanzliche Eisenquellen wie dunkelgrünes Blattgemüse (z. B. Grünkohl, Spinat, Brennnessel), Hülsenfrüchte oder Rote Bete regelmäßig einzubauen – am besten mit Vitamin C.

Ernährung kann den Zyklus beeinflussen

Aus meiner Erfahrung als Frauencoach weiß ich: Eine bewusste Ernährungsumstellung kann nicht nur helfen, einen Eisenmangel auszugleichen, sondern kann sogar den Zyklus positiv beeinflussen. Viele Frauen berichten, dass sich ihre Menstruationsblutungen abgeschwächt haben und damit auch der Blut- und Eisenverlust deutlich geringer wurde.

Wie frisch gepresste Säfte deinen Eisenhaushalt unterstützen

Frisch gepresste Säfte sind eine ideale Möglichkeit, deinen Körper nicht nur bei der Blutbildung, sondern auch in seinen natürlichen Reinigungsprozessen zu unterstützen. Sie fördern die Durchblutung, versorgen jede Zelle mit Sauerstoff und helfen, den Stoffwechsel sanft zu aktivieren. So kannst du mit gezielt ausgewählten Säften deinen Eisenhaushalt aufbauen und deinen Körper Tag für Tag mit neuer Energie und Lebenskraft versorgen.

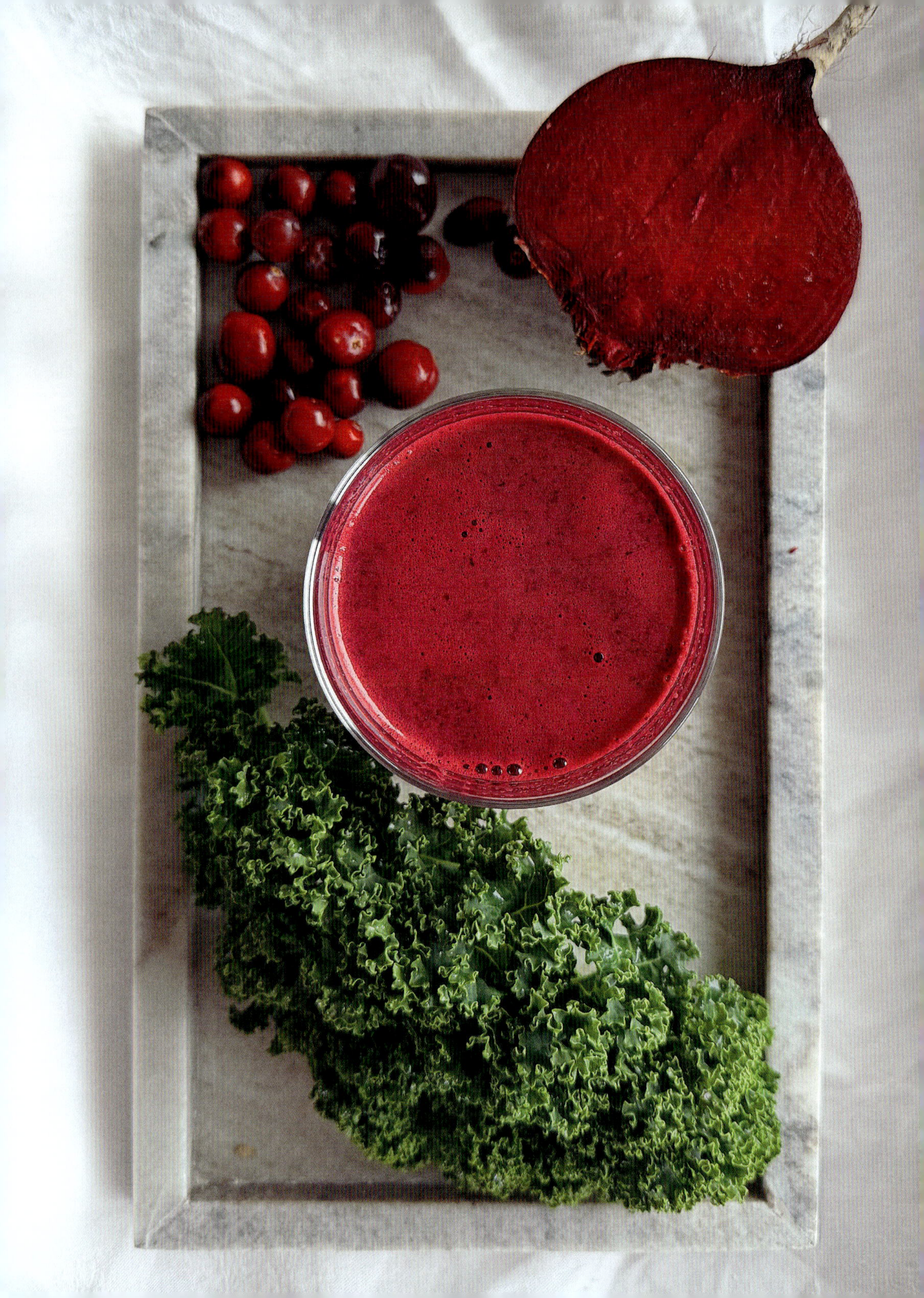

Iron Glow

Blutbildend, antioxidativ und stärkend

Ein intensiv nährender Saft zur Unterstützung der Blutbildung und Energieversorgung – er erweist sich als besonders sinnvoll bei Eisenmangel-Tendenzen, starker Menstruation oder erhöhter körperlicher Belastung.

Zutaten für ca. 500 ml
2 kleine Rote Beten
2 Handvoll Grünkohl (grobe Stiele entfernt)
1 Granatapfel
1 Handvoll Cranberrys (frisch oder TK und aufgetaut)

1 Die Roten Beten putzen und schälen (Achtung, sie färben stark ab!). Den Grünkohl waschen und trocken tupfen. Die Granatapfelkerne auslösen (s. S. 47). Die Cranberrys verlesen, waschen und trocken tupfen.

2 Alle Zutaten nacheinander im Slow Juicer entsaften. Den gewonnenen Saft in ein Glas oder eine Flasche füllen und frisch genießen oder gekühlt lagern (s. S. 151).

NÄHRSTOFFPROFIL

Nährstoff	Quelle	Funktion
Eisen	Rote Bete, Grünkohl	Unterstützt Blutbildung und Sauerstofftransport
Vitamin C, organische Säuren	Granatapfel, Cranberrys	Verbessern die Eisenaufnahme
Polyphenole	Granatapfel, Cranberrys	Antioxidativ, gefäßschützend
Folsäure	Grünkohl	Wichtig für Zellteilung und Erythrozytenbildung

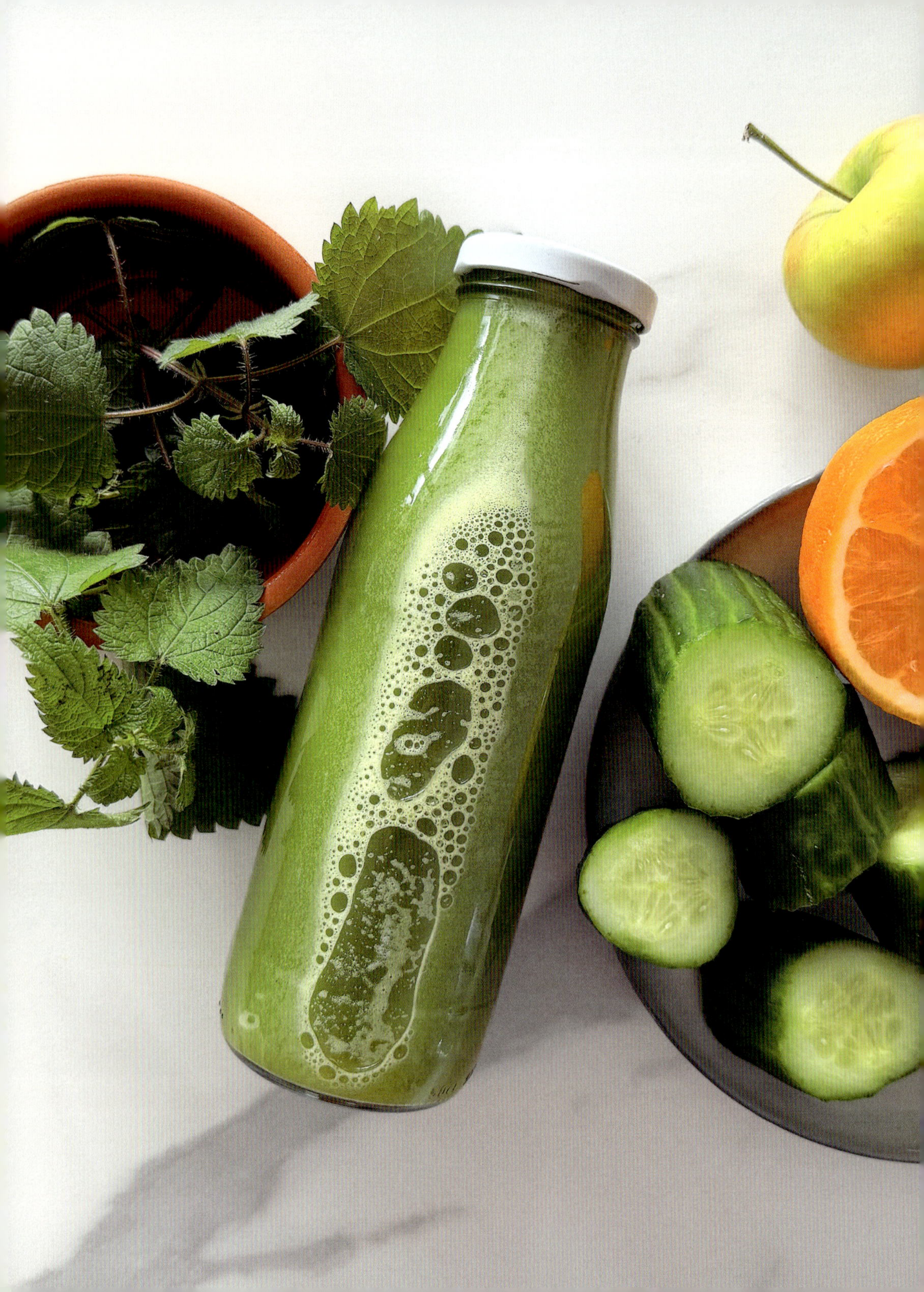

Green Iron Boost

Mineralstoffreich, entgiftend und ausgleichend

Die Brennnessel ist eine der eisenreichsten Wildpflanzen und liefert dazu Chlorophyll, das die Blutqualität unterstützt. Gurke und Apfel enthalten basische Mineralstoffe und Antioxidantien. Die Orange verbessert die Eisenverfügbarkeit.

1 Die Brennnesseln waschen und trocken tupfen. Die Gurke putzen, waschen und in grobe Würfel schneiden. Den Apfel waschen, vierteln und entkernen. Die Orange schälen und in die einzelnen Segmente teilen.

2 Alles nacheinander im Slow Juicer entsaften. Den gewonnenen Saft in ein Glas oder eine Flasche füllen und frisch genießen oder gekühlt lagern (s. S. 151).

Zutaten für ca. 500 ml

2 Handvoll Brennnesselblätter
1 Salatgurke
1 Apfel
1 Orange

NÄHRSTOFFPROFIL

Nährstoff	Quelle	Funktion
Eisen und Chlorophyll	Brennnessel	Unterstützt Blutbildung, wirkt blutreinigend
Silizium	Gurke	Kräftigt Bindegewebe und Nägel
Vitamin C	Orange	Verbessert Eisenaufnahme
Polyphenole	Apfel	Antioxidativ, unterstützt Zellschutz

Iron Balance

Ausgleichend, entgiftend und blutbildend

Der Saft vereint mehrere eisen- und chlorophyllreiche Pflanzen, Zitrusfrüchte verbessern die Eisenaufnahme, Rote Bete fördert den Nährstofftransport. Besonders geeignet bei Eisenmangel, Anämie-Tendenzen und anhaltender Müdigkeit.

1 Petersilie und Brennnesseln waschen und trocken tupfen. Die Rote Bete putzen und schälen (Achtung, sie färbt stark ab!). Die Zitrusfrüchte schälen und in die einzelnen Segmente teilen.

2 Alles nacheinander im Slow Juicer entsaften. Den gewonnenen Saft in ein Glas oder eine Flasche füllen und frisch genießen oder gekühlt lagern (s. S. 151).

Zutaten für ca. 500 ml

½ Bund Petersilie
2 Handvoll Brennnesselblätter
1 Rote Bete
1 Orange
1 Zitrone

NÄHRSTOFFPROFIL

Nährstoff	Quelle	Funktion
Eisen	Brennnessel, Petersilie	Fördert Blutbildung und Energie
Vitamin C	Orange, Zitrone	Unterstützt Eisenaufnahme
Chlorophyll	Brennnessel, Petersilie	Regenerierend, reinigend
Folsäure	Rote Bete	Unterstützt Zellteilung und Hämoglobinproduktion

Red Vitality

Belebend, antioxidativ und aufbauend

Rote Bete liefert Eisen zur Unterstützung der Blutbildung und trägt zur Energieproduktion bei. Möhren und Paprika enthalten antioxidativ wirksame Carotinoide als Zellschutz. Das Vitamin C aus Limette und Paprika erhöht die Eisenaufnahme.

Zutaten für ca. 500 ml
4 Möhren
1 Rote Bete
1 rote Paprika
1 Limette

1 Die Möhren putzen, schälen und grob würfeln. Die Rote Bete putzen und schälen (Achtung, sie färbt stark ab!). Die Paprika waschen, der Länge nach halbieren, weiße Trennwände und Kerne entfernen. Die Limette schälen und in die einzelnen Segmente teilen.

2 Alles nacheinander im Slow Juicer entsaften. Den gewonnenen Saft in ein Glas oder eine Flasche füllen und frisch genießen oder gekühlt lagern (s. S. 151).

NÄHRSTOFFPROFIL

Nährstoff	Quelle	Funktion
Beta-Carotin	Möhren	Zellschutz, unterstützt Haut und Schleimhäute
Eisen	Rote Bete	Blutbildung und Energieproduktion
Vitamin C	Paprika, Limette	Erhöht Eisenaufnahme
Lycopin	Paprika	Antioxidativ, schützt Gefäße

Blutbildungs-Boost

Grüner Saft für mehr Energie und Blutbildung

Der tiefgrüne Saft bündelt auf sanfte Weise die Kraft von Blattgemüse und Zitrusfrische. Chlorophyll- und eisenreiche Blätter unterstützen die Sauerstoffversorgung der Zellen, Zitrone kurbelt die Eisenaufnahme an und der Apfel sorgt für Frische.

Zutaten für ca. 350 ml
- 2 Handvoll Blattspinat
- 2 Handvoll Grünkohl (grobe Stiele entfernen)
- 2 Äpfel
- 1 Zitrone

1 Den Spinat verlesen, waschen und trocken schleudern. Den Grünkohl waschen und trocken tupfen. Die Äpfel waschen, vierteln und entkernen. Die Zitrone schälen und in die einzelnen Segmente teilen.

2 Alles nacheinander im Slow Juicer entsaften. Den gewonnenen Saft in ein Glas oder eine Flasche füllen und frisch genießen oder gekühlt lagern (s. S. 151).

NÄHRSTOFFPROFIL

Nährstoff	Quelle	Funktion
Eisen	Spinat, Grünkohl	Blutbildung, Sauerstofftransport
Folsäure	Grünkohl	Zellteilung, Energieproduktion
Vitamin C	Zitrone	Verbessert Eisenaufnahme
Chlorophyll	Spinat	Blutreinigung, Zellschutz

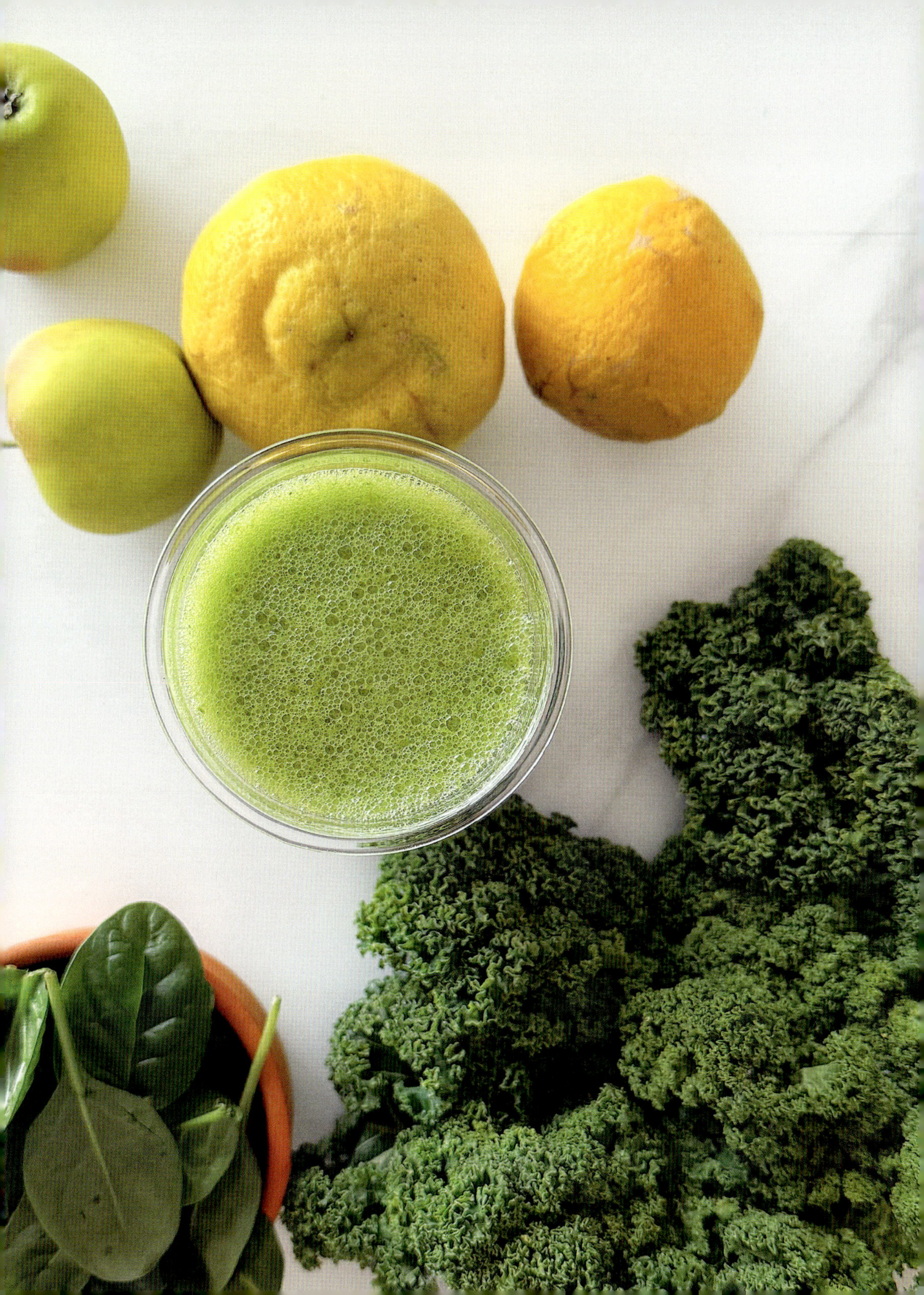

Petersilien-Shot

Konzentrierter Eisen- und Vitamin-C-Kick

Petersilie und Mangold liefern Eisen sowie Folsäure für die Bildung roter Blutkörperchen. Gerstengras ist reich an Chlorophyll, das die Sauerstoffversorgung der Zellen unterstützt. Ideal als täglicher Shot bei Eisenmangel oder Erschöpfung.

1 Die Petersilie und den Mangold waschen und trocken tupfen. Die Orangen schälen und in die einzelnen Segmente teilen. Den Apfel waschen, vierteln und entkernen.

2 Alles nacheinander im Slow Juicer entsaften. Zuletzt das Gerstengrassaftpulver einstreuen und vorsichtig einrühren (Achtung, es können sich kleine Klümpchen bilden!). Den Saft in kleine Flaschen oder Gläser füllen.

Zutaten für ca. 10 Shots (à ca. 50 ml)

1 Bund Petersilie
1 Handvoll Mangold
2 Orangen
1 Apfel
2 TL Gerstengrassaftpulver

NÄHRSTOFFPROFIL

Nährstoff	Quelle	Funktion
Eisen	Petersilie, Mangold	Unterstützt Hämoglobinbildung
Vitamin C	Orange	Fördert Eisenaufnahme
Chlorophyll	Gerstengras, Petersilie	Regeneriert Zellen, verbessert Sauerstoffversorgung

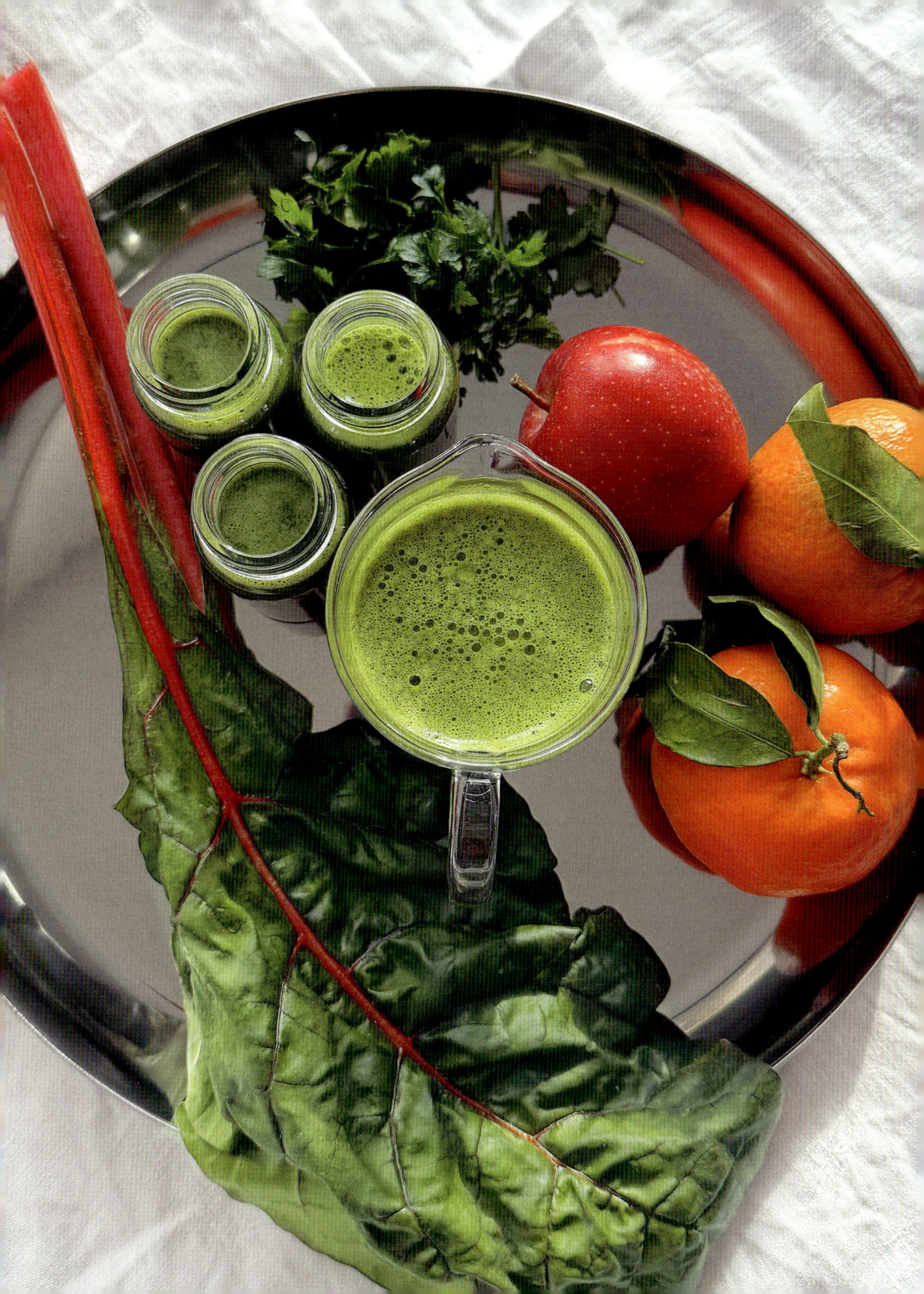

Stimmung und Balance – für Seele und Nerven

In diesem Kapitel lernst du, wie du mit gezielt zusammengestellten Säften dein Nervensystem stärken, Kopfschmerzen lindern und emotionale Balance von innen aufbauen kannst.

Unsere seelische Verfassung hängt eng mit unserer Ernährung zusammen. Eine gesunde Darmflora, ein ausgeglichener Hormonhaushalt und eine ausreichende Versorgung mit Mikronährstoffen sind die Basis für emotionale Stabilität und innere Ruhe. Im Darm werden rund 90 Prozent des Neurotransmitters Serotonin gebildet – allerdings bleibt dieses Serotonin dort und gelangt nicht ins Gehirn. Trotzdem beeinflusst der Darm unsere Stimmung massiv: Ein gesundes Mikrobiom kommuniziert über den Vagusnerv mit dem Gehirn und produziert Vorstufen von Neurotransmittern, die im Gehirn weiterverarbeitet werden können. Ist die Verdauung gestört, leidet oft auch die Stimmung – ein Grund, warum Menschen mit Darmproblemen häufig über Ängstlichkeit, Niedergeschlagenheit oder Konzentrationsschwierigkeiten berichten.

Was das Nervensystem zusätzlich schwächt

Chronischer Stress, Schlafmangel, Koffein oder eine nährstoffarme Ernährung können das Gleichgewicht des Nervensystems zusätzlich beeinträchtigen. Besonders wichtig sind hier:

- B-Vitamine (aus grünem Blattgemüse, Sprossen) – stärken Nervenfunktion und Energieproduktion.
- Magnesium (aus Spinat, Gurke) – entspannt Muskeln und Nerven.
- Antioxidantien (aus Beeren, Kurkuma, Ingwer) – schützen Nervenzellen vor oxidativem Stress.

Bei Kopfschmerzen ausreichend trinken

Kopfschmerzen sind ein Zeichen dafür, dass dem Körper etwas fehlt – häufig sind es Flüssigkeit und Durchblutung. Wenn wir zu wenig trinken, verdickt sich das Blut, die Sauerstoffversorgung des Gehirns wird schlechter und Spannungskopfschmerzen können entstehen. Auch Stress, eine verspannte Muskulatur oder ein niedriger Blutzuckerspiegel können Kopfschmerzen auslösen oder verstärken.

Rote Bete und Gurke sind hier wahre Helfer: Rote Bete enthält natürliche Nitrate, die im Körper zu Stickstoffmonoxid (s. S. 22) umgewandelt werden – ein Botenstoff, der die Blutgefäße weitet und die Durchblutung verbessert. Gurke wiederum ist außergewöhnlich wasserreich und liefert Elektrolyte, die die Zellhydration unterstützen und den Flüssigkeitshaushalt regulieren.

Wie frisch gepresste Säfte Körper und Seele nähren

Frisch gepresste Säfte sind eine wertvolle Möglichkeit, diese Nährstoffe in konzentrierter Form zuzuführen. Sie unterstützen außerdem die Entgiftungsorgane, die bei Stress besonders gefordert sind, und fördern die Regeneration. So kann Ernährung nicht nur den Körper, sondern auch die Seele nähren – und jeder Saft wird zu einem kleinen Beitrag für mehr innere Ruhe, Klarheit und Ausgeglichenheit im Alltag.

Anti-Kopfschmerz-Saft

Lindert Spannungskopfschmerz, verbessert Durchblutung und Hydration

Dieser Saft bringt die Durchblutung wieder in Fluss: Die Gurke versorgt die Zellen mit Wasser und Mineralstoffen, die Rote Bete weitet dank ihrer natürlichen Nitratverbindungen die Gefäße und regt so die Durchblutung an.

Zutaten für 400–500 ml
2 Salatgurken
2 Rote Beten

1 Die Gurken putzen, waschen und grob würfeln. Die Roten Beten putzen und schälen (Achtung, sie färben stark ab!).

2 Alles nacheinander im Slow Juicer entsaften. Den gewonnenen Saft in ein Glas oder eine Flasche füllen und frisch genießen oder gekühlt lagern (s. S. 151).

NÄHRSTOFFPROFIL

Nährstoff	Quelle	Funktion
Nitrat	Rote Bete	Fördert Durchblutung und Sauerstoffversorgung des Gehirns
Kalium und Wasser	Gurke	Unterstützen die Zellhydration und regulieren den Flüssigkeitshaushalt
Betanin	Rote Bete	Entzündungshemmend und antioxidativ

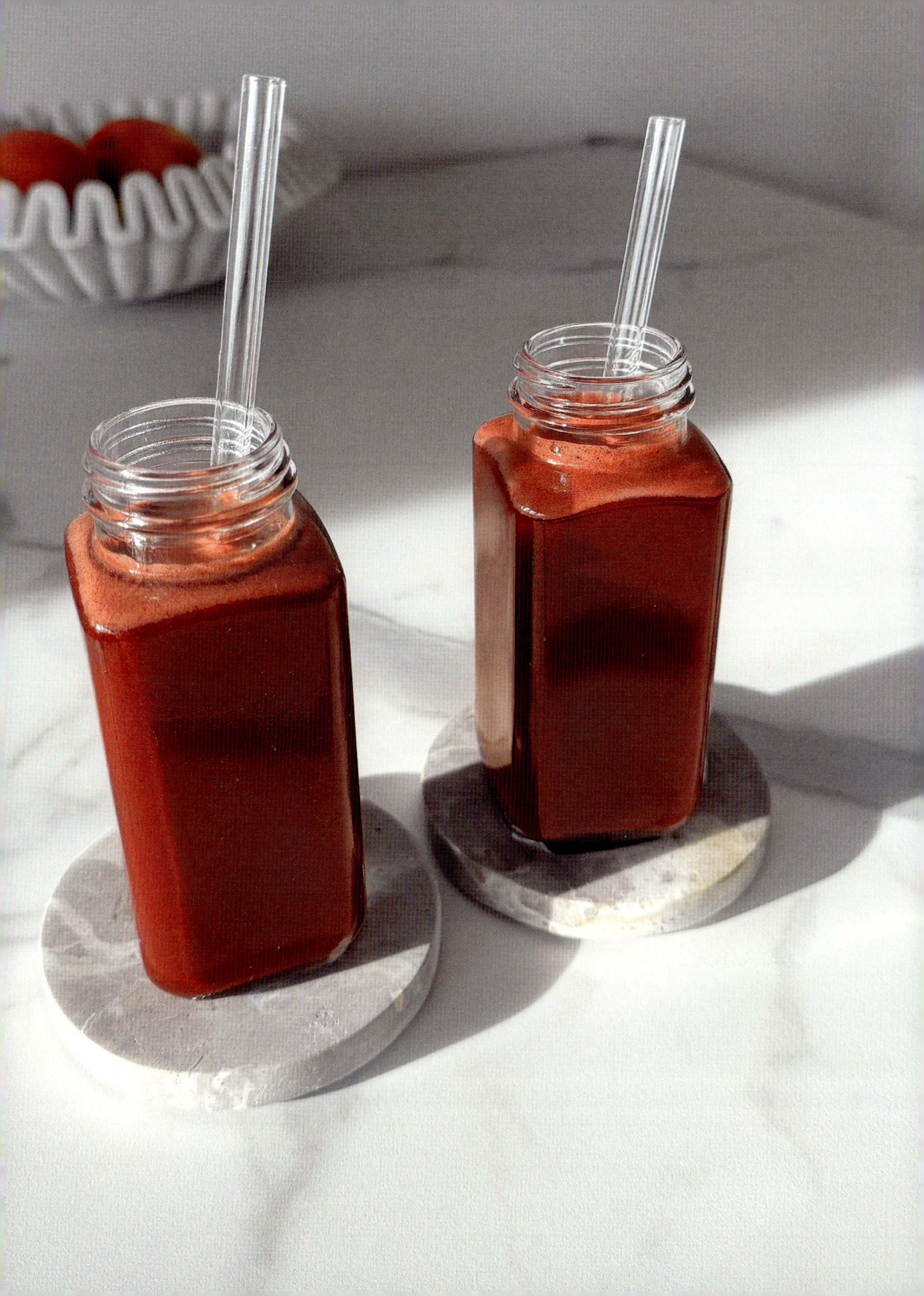

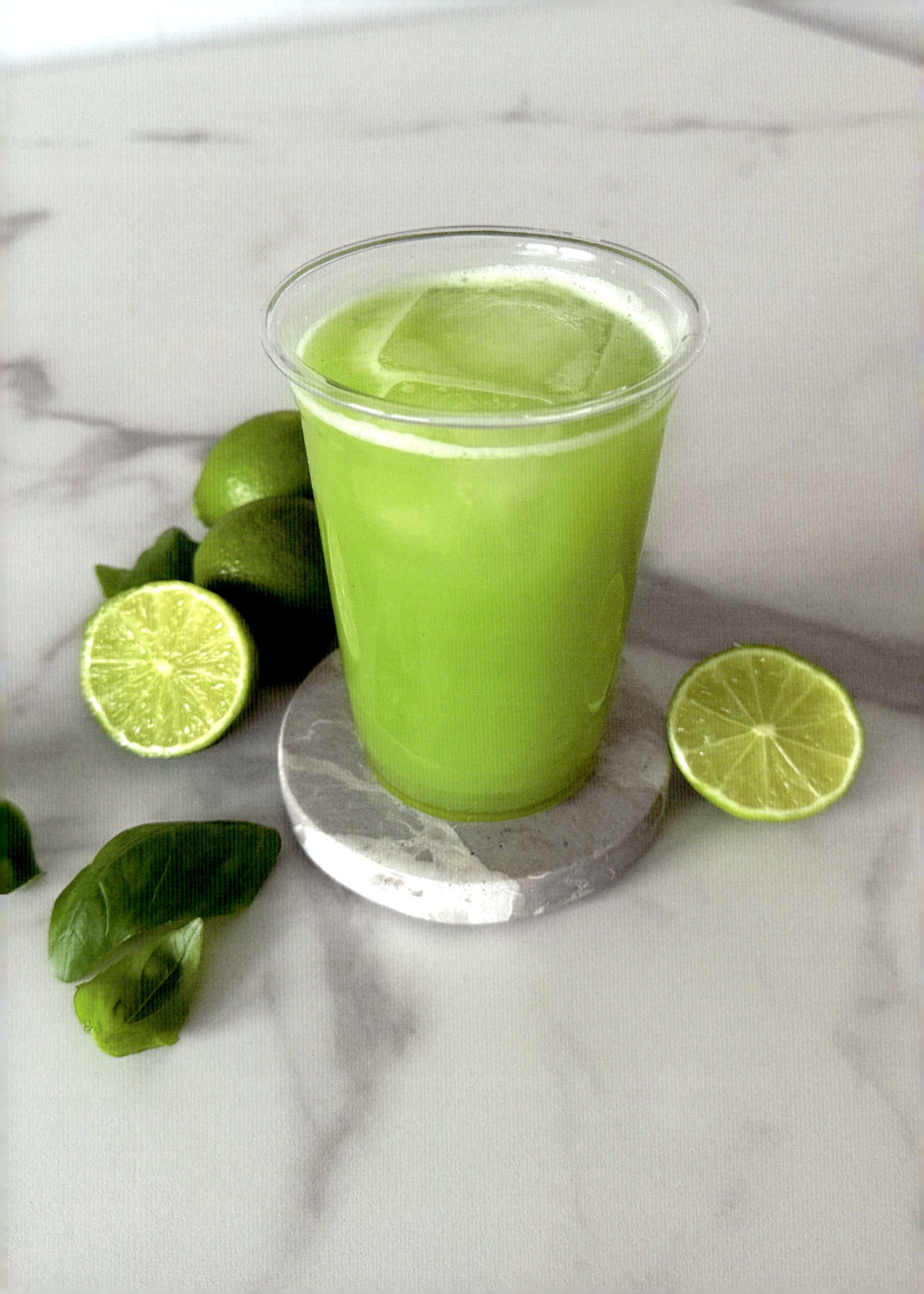

Melon Calm

Erfrischender Saft für innere Ruhe und kühle Klarheit

Ein milder, hydrierender Saft, der Körper und Geist gleichzeitig erfrischt. Die Kombination aus Melone, Gurke und Limette wirkt ausgleichend und beruhigend – ideal bei Kopfdruck, Nervosität oder an heißen Tagen, wenn der Körper nach Leichtigkeit verlangt.

Zutaten für 700–800 ml

½ kleine Honigmelone (geschält, entkernt)
1 Salatgurke
1 Limette
1 Handvoll Basilikumblätter

Beginner friendly

1 Die Melone schälen und entkernen, in grobe Würfel schneiden. Die Gurke putzen, waschen und grob würfeln. Die Limette schälen und in die einzelnen Segmente teilen. Das Basilikum waschen und trocken tupfen.

2 Alles nacheinander im Slow Juicer entsaften. Den gewonnenen Saft in ein Glas oder eine Flasche füllen und frisch genießen oder gekühlt lagern (s. S. 151).

Tipp: Im Sommer schmeckt der Saft gut gekühlt oder auf Eis besonders erfrischend.

NÄHRSTOFFPROFIL

Nährstoff	Quelle	Funktion
Kalium und Wasser	Honigmelone, Gurke	Unterstützen den Flüssigkeitshaushalt, wirken kühlend und entspannend
Vitamin C	Limette	Schützt Zellen und unterstützt die Bildung von Serotonin
Ätherische Öle und Linalool	Basilikum	Wirken stimmungsaufhellend und beruhigend auf das Nervensystem

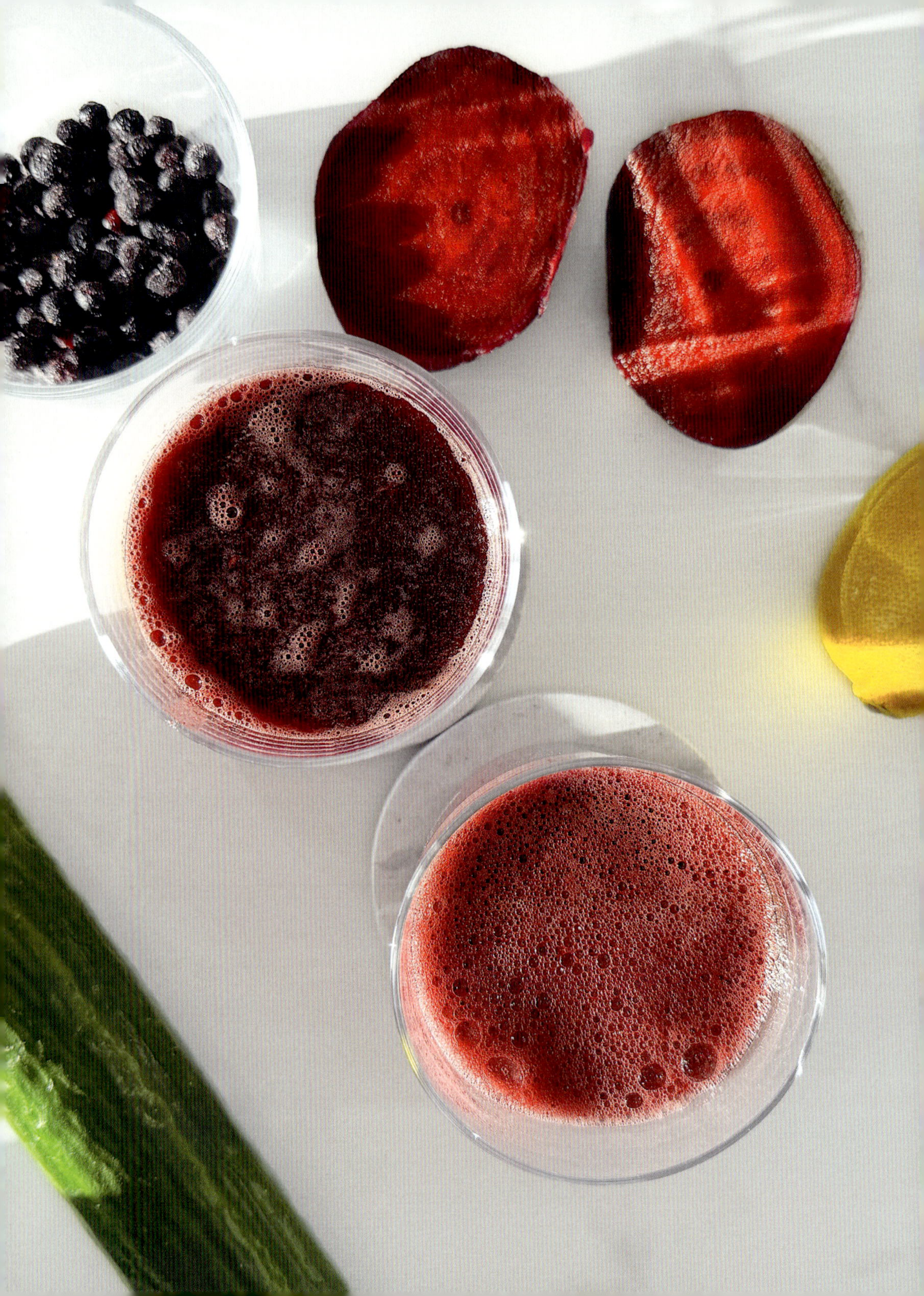

Mind Balance

Power-Saft für Fokussierung und emotionale Stabilität

Ein ausgleichender Saft mit Roter Bete und frischem Grün der Petersilie, der den Kopf klärt und zugleich entspannt. Ideal bei Stimmungstiefs, mentaler Müdigkeit oder Kopflastigkeit.

1 Die Rote Bete putzen und schälen (Achtung, sie färbt stark ab!). Die Kräuter waschen und trocken tupfen. Die Gurke putzen, waschen und grob würfeln. Die Zitrone schälen und in die einzelnen Segmente teilen. Die Beeren verlesen, waschen und trocken tupfen (Tiefkühlware rechtzeitig auftauen lassen).

2 Alles nacheinander im Slow Juicer entsaften. Den gewonnenen Saft in ein Glas oder eine Flasche füllen und frisch genießen oder gekühlt lagern (s. S. 151).

Zutaten für 400–450 ml

1 Rote Bete
1 Handvoll Petersilie (oder Koriandergrün)
1 Salatgurke
½ Zitrone
½ Tasse TK-Wildheidelbeeren (ca. 70 g; oder Blaubeeren)

NÄHRSTOFFPROFIL

Nährstoff	Quelle	Funktion
Anthocyane	Wildheidelbeeren	Schützen Nervenzellen, fördern mentale Klarheit
Nitrat und Eisen	Rote Bete	Verbessern Durchblutung und Sauerstoffversorgung
Vitamin C	Zitrone	Unterstützt Neurotransmitter-Synthese
Chlorophyll und Magnesium	Petersilie	Beruhigend und entgiftend

Häufige Fragen und Antworten

Soll man Öl in den Saft geben – ja oder nein?

Immer wieder hört man die Empfehlung, einem frisch gepressten Saft etwas Öl beizumischen, um die fettlöslichen Vitamine besser aufzunehmen. Ich persönlich trinke meine Säfte jedoch grundsätzlich ohne Öl – und das aus gutem Grund.

Frisch gepresste Säfte sollen den Körper entlasten, reinigen und regenerieren. Gerade am Vormittag, wenn die Leber besonders aktiv ist und die Entgiftung auf Hochtouren läuft, kann Fett diesen Prozess stören. Fette fordern die Leber, weil sie für die Bildung von Gallensäuren verantwortlich ist – Energie, die dann für die Ausleitung und Zellreinigung fehlt. Auch im Blut kann ein erhöhter Fettgehalt den Stoffwechsel verlangsamen: Fett erschwert den Transport von Zucker und Nährstoffen in die Zellen, wodurch der Körper stärker mit der Verdauung beschäftigt ist, statt mit Reinigung und Regeneration.

Ist Fruchtzucker aus gepressten Säften ungesund?

Fruchtzucker (oder Fruktose) gehört zur Gruppe der Kohlenhydrate und ist ein natürlicher Bestandteil vieler Obst- und Gemüsesorten. Er verleiht Früchten ihre Süße und liefert dem Körper schnell verfügbare Energie. Doch Fruktose ist nicht gleich Fruktose – entscheidend ist, woher sie stammt und in welcher Menge sie konsumiert wird.

1. Natürliche Fruktose

In frischen Früchten kommt Fruktose eingebettet in einen natürlichen Nährstoffkomplex aus Vitaminen, Mineral-, Ballaststoffen und Enzymen vor. Diese Begleitstoffe sorgen dafür, dass der Zucker langsamer aufgenommen und besser verstoffwechselt wird. Obst ist damit kein »leerer Zuckerlieferant«, sondern ein hochwertiges Nahrungsmittel, das Energie spendet, Zellprozesse unterstützt und den Körper mit Antioxidantien versorgt. Auch in frisch gepressten Säften ist Fruchtzucker nicht automatisch ungünstig – entscheidend ist das Verhältnis von Obst zu Gemüse.

2. Synthetische Fruktose

Problematisch wird es, wenn Fruktose isoliert oder in großen Mengen konsumiert wird – etwa über Softdrinks, Süßwaren oder Fertigprodukte. Diese enthalten oft industriell hergestellte Fruktose (z. B. Fruktose-Glukose-Sirup oder Maissirup), die keinen Nährwert hat und die Leber belastet. Bei dauerhaft hohem Konsum kann dies zu Fetteinlagerungen in der Leber, erhöhten Blutfettwerten, Übergewicht und Stoffwechselstörungen führen. Der Körper reagiert auf natürliche Fruktose anders als auf isolierte Industriezucker, denen die schützenden Pflanzenstoffe fehlen.

3. Warum Obst heute oft süßer ist

Einige moderne Obstsorten enthalten heute ein Vielfaches an Zucker im Vergleich zu ihren ursprünglichen Wildformen. Bitterstoffe wurden oft herausgezüchtet, um die Früchte süßer zu machen. Auch unreif geerntetes Obst enthält weniger Enzyme und Mineralstoffe. Deshalb lohnt es sich, auf reifes, saisonales und regionales Obst in Bioqualität zu achten – und bei bestimmten Sorten, wie etwa Äpfeln, gezielt nach alten oder ursprünglichen Sorten zu greifen, etwa Boskop oder Goldparmäne.

FRUKTOSEARME UND FRUKTOSEREICHE OBSTSORTEN	
Fruktosearm	Beeren • Grapefruit • Zitrone • Limette • Avocado • Papaya • Maracuja • Rhabarber
Fruktosereich	Äpfel • Birnen • Trauben • Mango • Kirschen • Ananas • Datteln • Feigen

4. Individuelle Verträglichkeit

Jeder Körper reagiert anders: Einige Menschen vertragen obstreiche Säfte oder auch reine Fruchtsäfte sehr gut und fühlen sich energiegeladen, andere profitieren von einem höheren Gemüseanteil. Grundsätzlich gilt: Gemüse sollte die Basis sein, Obst rundet den Saft ab. Das hält den Zuckergehalt moderat und sorgt für mehr Bitter- und Vitalstoffe. Bei bestimmten Beschwerden wie etwa Candida-Belastungen, Darm-Dysbiosen oder viralen Infekten kann es sinnvoll sein, Fruchtzucker vorübergehend zu reduzieren. Dann sind grüne Gemüse- oder Kräutersäfte und fruktosearmes Obst die bessere Wahl.

Sind Säfte aus dem Supermarkt eine Alternative?

Auf den ersten Blick scheinen sie ähnlich: Beide bestehen aus Obst oder Gemüse, doch der Unterschied liegt in der Qualität. Frisch und kalt gepresste Säfte sind ein reines Pflanzenelixier, während Supermarktsäfte hoch verarbeitete Produkte sind, denen durch Erhitzen vieles von ihrer ursprünglichen Vitalität verloren geht.

KALTPRESSUNG VS. ERHITZEN (PASTEURISIERUNG)	
Kaltpressung (Slow Juicer, Press-Schnecke)	Erhitzen (Pasteurisierung, Sterilisation)
Keine Erhitzung – Rohkostqualität bleibt erhalten	Erhitzt auf über 70–100 °C
Alle Enzyme, Vitamine und Antioxidantien bleiben aktiv	Enzyme und viele hitzeempfindliche Vitamine gehen verloren
Pflanzeneigene Struktur bleibt erhalten –»lebendiges Pflanzenwasser«	Zellstruktur zerstört, Saft wird thermisch verändert
Hohe Bioverfügbarkeit und Vitalstoffdichte	Nährstoffarm, aber kalorienreich (Zucker bleibt erhalten)
Frischer, lebendiger Geschmack	Lange Haltbarkeit, aber weniger Frische und Energie
Ideal zur Zellregeneration und Vitalstoffaufnahme	Nur begrenzt nährstoffwirksam, eher Genussprodukt

1. Was bei der Verarbeitung passiert

Damit Säfte im Supermarkt über längere Zeit haltbar bleiben, werden sie pasteurisiert, also erhitzt – meist auf über 70°. Diese Wärmebehandlung verhindert Gärung und verlängert die Haltbarkeit, zerstört dabei aber auch hitzeempfindliche Vitamine, Enzyme und Antioxidantien. Was vollständig erhalten bleibt, ist der Fruchtzucker. Das bedeutet: Pasteurisierte Säfte enthalten meist nur noch den süßen Teil der Frucht, aber kaum noch jene bioaktiven Pflanzenstoffe. Im Stoffwechsel wirken sie dadurch ähnlich wie gesüßte Getränke.

2. Wie funktioniert die Hochdruckbehandlung (HPP)?

Einige Säfte im Kühlregal werden statt erhitzt unter Hochdruck (bis zu 6 000 bar) behandelt. Dabei werden Mikroorganismen deaktiviert, ohne dass Hitze eingesetzt wird – Vitamine und Farbe bleiben besser erhalten. Allerdings gilt auch hier: Enzyme werden zerstört, der Saft verliert seine Rohkostqualität. HPP-Säfte sind schonender als erhitzte Produkte, aber nicht mehr lebendig im ursprünglichen Sinn.

3. Warum frisch gepresste Säfte so wertvoll sind

Frisch gepresste Säfte, vor allem aus Blattgrün, Gemüse und Wildkräutern, enthalten aktive Enzyme, sekundäre Pflanzenstoffe, Mineralstoffe und Antioxidantien in ihrer natürlichen, unveränderten Struktur. Bei der Kaltpressung werden die Pflanzenzellen schonend aufgebrochen – ohne Hitze und Sauerstoff (was zu Oxidation führen würde). Die Nährstoffe gelangen so in besonders hoher Konzentration in den Saft und können vom Körper innerhalb weniger Minuten aufgenommen werden – als lebendiges Pflanzenwasser, das die Zellen direkt nährt und den Stoffwechsel aktiviert. Supermarktsäfte sind stark verarbeitete Produkte, durch Erhitzen oder Hochdruckbehandlung gehen viele empfindliche Vitalstoffe verloren, während der Fruchtzucker vollständig erhalten bleibt. Nur frisch- und kaltgepresste Säfte besitzen also echte Rohkostqualität und damit die Lebendigkeit, die der Körper wirklich braucht.

Wie oft sollte man Säfte trinken, um eine Wirkung zu erzielen?

Das hängt immer ein wenig vom Ziel ab und auch davon, welche Säfte man auswählt. Viele Rezepte wirken mehrfach: Ein Saft, der die Darmgesundheit unterstützt, kann zugleich die Haut stärken oder das Immunsystem fördern. Deshalb lohnt es sich, zu variieren und regelmäßig unterschiedliche Säfte zu trinken, um eine möglichst große Vielfalt an Nährstoffen und Pflanzenstoffen abzudecken. Bei bestimmten Beschwerden kann es sinnvoll sein, gezielt sogenannte heilunterstützende Säfte wie beispielsweise puren Selleriesaft über einen längeren Zeitraum kurmäßig zu trinken. Grundsätzlich gilt: Je nach individueller Verträglichkeit kann ein frischer Saft täglich oder mehrmals pro Woche ein wertvoller Bestandteil der Ernährung sein. Wer auf bestimmte Beschwerden achten muss oder empfindlich auf Fruchtzucker reagiert, sollte den Anteil an zuckerreichem Obst im Saft eher gering halten. Säfte mit höherem Fruchtanteil (wie auch einige in diesem Buch) dürfen gern genossen werden, sollten aber eher die Ausnahme bleiben.

Wann sollte man Säfte trinken?

Säfte entfalten ihre Wirkung am besten, wenn sie auf nüchternen Magen getrunken werden. Alles, was wir in diesem Zustand zu uns nehmen, wirkt intensiver, da der Körper die Nährstoffe besonders gut aufnehmen kann. Gerade am Morgen unterstützt ein frisch gepresster Saft die Leber, regt den Stoffwechsel an und schenkt neue Energie für den Tag. Wichtig ist, etwas Abstand zu den Mahlzeiten zu halten – idealerweise 20–30 Minuten vorher oder mindestens eine Stunde nach dem Essen.

Am Morgen eignen sich vor allem Säfte mit hohem Gemüseanteil, etwa grüne Säfte, da sie den Körper sanft aktivieren und den Blutzuckerspiegel stabil halten. Säfte können auch über den Tag verteilt getrunken werden. Sie ersetzen keine Mahlzeit, bieten aber eine wertvolle Ergänzung, um den Körper mit zusätzlichen Nährstoffen zu versorgen.

Wie viel Saft sollte man täglich trinken?

Die ideale Saftmenge ist individuell und hängt von Zusammensetzung, Ausgangslage, Ziel und persönlicher Verträglichkeit ab. Säfte mit viel Gemüse kann man täglich trinken – sie wirken wie flüssige Nahrungsergänzungsmittel mit hoher Bioverfügbarkeit, während Säfte mit höherem Obstanteil mehr Fruchtzucker enthalten und daher bewusster konsumiert werden sollten. Je nach gesundheitlichem Ziel kann auch eine höhere Saftmenge sinnvoll sein – etwa bei gezielt therapeutisch eingesetzten Säften.

So empfiehlt Anthony William beim Selleriesaft eine Mindestmenge von etwa 500 ml pro Tag, damit der Saft den gesamten Verdauungstrakt durchlaufen und seine volle Wirkung entfalten kann. Eine abwechslungsreiche Auswahl der Zutaten hilft, unterschiedliche Nährstoffe abzudecken. Oxalsäurereiche Zutaten wie Spinat oder Mangold sollten nicht täglich in großen Mengen verwendet werden. Letztendlich bleibt das eigene Körpergefühl der wichtigste Maßstab für Menge und Häufigkeit.

Wie lange sind frisch gepresste Säfte haltbar?

Frisch gepresste Säfte sind lebendige Lebensmittel, deren Vitamine, Enzyme und sekundäre Pflanzenstoffe empfindlich auf Sauerstoff, Licht und Wärme reagieren. Am wirkungsvollsten sind sie direkt nach dem Pressen, doch im Alltag gilt: besser ein gut gelagerter Saft als gar keiner. Besonders oxidationsempfindliche Säfte wie Selleriesaft sollte man frisch trinken, er verliert bereits nach 24 Stunden deutlich an Wirkung. Die Haltbarkeit anderer Säfte kann verlängert werden, indem man Vitamin-C-reiche Zutaten wie Zitrone hinzufügt, das die Oxidation bremst.
Zum Lagern den frisch gepressten Saft am besten in Glasflaschen bis zum Rand füllen und möglichst luftdicht verschließen. Im Kühlschrank (4–6°) hält er sich 24–48 Stunden. Mit zunehmender Standzeit nimmt die Vitalstoffdichte deutlich ab, auch wenn der Saft noch trinkbar ist.

Wie gesund sind eine Saftkur oder Saftfasten?

Saftkuren haben eine lange Tradition und gehen auf das klassische Fasten zurück – eine Praxis, die seit Jahrhunderten zur Reinigung und Regeneration des Körpers genutzt wird. Auch heute kann eine Saftkur eine wohltuende Entlastung sein, wenn sie bewusst und in guter Qualität durchgeführt wird. Wichtig ist jedoch, zwischen industriell hergestellten Saftkuren und frisch- und kaltgepressten Säften zu unterscheiden. Grundsätzlich kann eine kurze Saftkur den Körper bei der Entgiftung unterstützen und die Verdauung entlasten. Dennoch ist sie nicht für jeden gleichermaßen geeignet. Besonders bei Frauen ist Vorsicht geboten: Unser Hormonsystem reagiert sehr sensibel auf längere Fastenphasen oder eine zu geringe Kalorienzufuhr. Dies kann den Stoffwechsel durcheinanderbringen oder hormonelle Ungleichgewichte begünstigen. Starke Müdigkeit, Heißhunger und Unruhe können die Folge sein.

Besser ist es, Säfte kurweise in den Alltag zu integrieren: Statt einer mehrtägigen Fastenkur kannst du frische Säfte auch gezielt als Kur anwenden, während du dich weiterhin ausgewogen und gesund ernährst. Dabei meine ich mit »kurweise« keine reine Saftkur oder Fasten, sondern eine bewusste Ergänzung im Alltag. Man integriert frische Säfte für einen bestimmten Zeitraum zusätzlich zur gewohnten, ausgewogenen Ernährung, sodass der Körper entlastet wird, ohne in einen Mangel oder hormonellen Stress zu geraten. Besonders gut eignet sich dafür eine morgendliche Saftroutine auf nüchternen Magen – vor allem mit Gemüsesäften. Am Morgen ist der Körper besonders aufnahmefähig, die Hydration wird unterstützt und der Stoffwechsel sanft aktiviert.

Ist die Oxalsäure in Säften schädlich?

Oxalsäure ist ein natürlicher Pflanzenstoff, der in vielen grünen Blattgemüsen vorkommt – besonders in grünem Blattgemüse wie Spinat und Mangold, aber auch in Rhabarber und Roter Bete. Sie dient der Pflanze als Schutz vor Fressfeinden und ist in geringen Mengen für den menschlichen Körper unbedenklich. Allerdings kann Oxalsäure die Aufnahme von Mineralstoffen wie Eisen, Kalzium und Magnesium hemmen, da sie sich mit diesen zu unlöslichen Verbindungen (Oxalaten) zusammenschließt. Wie so oft gilt: Die Menge macht das Gift. Für die meisten Menschen mit ausgewogener Ernährung ist Oxalsäure in moderaten Mengen kein Problem. Kritisch kann es werden bei:

- Nierensteinen (vor allem Kalziumoxalat-Steinen) oder anderen Nierenproblemen,
- starkem Mineralstoffmangel (besonders Kalzium, Magnesium, Eisen),
- chronischer Übersäuerung,
- sehr hohem und einseitigem Verzehr oxalsäurereicher Lebensmittel.

In diesen Fällen solltest du oxalsäurereiche Lebensmittel nur in Maßen konsumieren und im Zweifel ärztlichen Rat einholen.

Praktische Tipps zum Umgang mit Oxalsäure:

- Junge Blätter bevorzugen: Junger Spinat (Babyspinat) enthält deutlich weniger Oxalsäure als großer, ausgewachsener Spinat. Wähle für die Säfte am besten die zarten, jungen Blätter.
- Auf Wildkräuter setzen: Wildkräuter wie Brennnessel, Löwenzahn, Giersch oder Vogelmiere enthalten kaum Oxalsäure, dafür aber deutlich mehr Eisen, Kalzium und andere Mineralstoffe als Kulturspinat. Brennnessel ist sogar der stärkere Eisenlieferant! Wenn du also zwischen Spinat und Wildkräutern wählen kannst, greife zu den Wildkräutern – sie sind kostenlos, regional und nährstoffreicher.
- Abwechslung: Variiere grüne Zutaten – mal Spinat, mal Grünkohl, mal Brennnessel, mal Rucola oder Petersilie. So vermeidest du eine einseitige Belastung und profitierst vom breiten Nährstoffspektrum.
- Vitamin C als Eisen-Booster: Die Kombination von Vitamin-C-reichen Lebensmitteln mit eisenreichen Zutaten verbessert die Eisenaufnahme im Körper erheblich, und zwar stärker, als Oxalsäure sie hemmen kann. Vitamin C bildet mit Eisen gut verwertbare Komplexe.

Rezeptregister

Rezeptübersicht nach Kapiteln

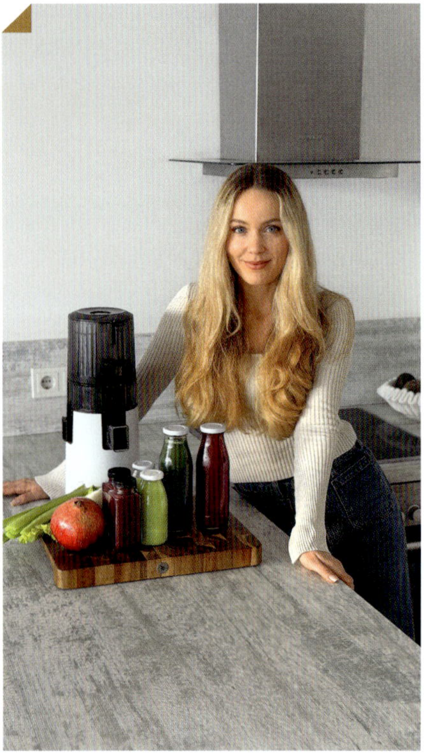

ZUR AUTORIN

Carla Vizzi ist ganzheitliche Ernährungsberaterin, spezialisiert auf Frauengesundheit. Ihr Ansatz fokussiert auf frische, vollwertige Lebensmittel sowie Nährstoffe, die besonders gut aus frisch gepressten Säften aufgenommen werden. Carla kombiniert fundiertes Fachwissen mit eigener Erfahrung und viel Herz. Für ihr Buch hat sie selbst alle frisch gepressten Säfte perfekt in Szene gesetzt und fotografiert.

Besuche Carla auf:

@healthy.shades

DIE BÜCHERMENSCHEN HINTER DIESEM PROJEKT

Verlagsleitung: Eva Dotterweich
Projektleitung: Stella Schossow, Nikola Teusianu
Lektorat: Kathrin Gritschneder
Cover: ki 36 Editorial Design, Maren Angrick
Layoutbearbeitung und Satz: griesbeckdesign, Dorothee Griesbeck
Herstellung: Gloria Schlayer
Fotografie: Carla Vizzi; Autorenfoto: Carlo Vizzi
Reproduktion: Longo AG, Bozen
Druck & Bindung: F&W Druck- und Mediencenter, Kienberg

www.gu.de/kontakt | hallo@gu.de

GU ist eine eingetragene Marke der GRÄFE UND UNZER VERLAG GmbH

1. Auflage 2026, ISBN: 978-3-7589-0046-4

WICHTIGER HINWEIS

Die Gedanken, Methoden und Anregungen in diesem Buch stellen die Meinung bzw. Erfahrung des Verfassers dar. Sie wurden vom Autor nach bestem Wissen erstellt und mit größtmöglicher Sorgfalt geprüft. Sie bieten jedoch keinen Ersatz für persönlichen kompetenten medizinischen Rat. Jede Leserin, jeder Leser ist für das eigene Tun und Lassen auch weiterhin selbst verantwortlich. Weder Autor noch Verlag können für eventuelle Nachteile oder Schäden, die aus den im Buch gegebenen praktischen Hinweisen resultieren, eine Haftung übernehmen.

LIEBE LESERIN, LIEBER LESER,

wie wunderbar, dass du dich für ein Buch von GU entschieden hast! In unserem Verlag dreht sich alles darum, mit gutem Rat dein Leben schöner, erfüllter und einfacher zu machen. Unsere Autorinnen und Autoren sind echte Expertinnen und Experten auf ihren Gebieten, die ihr Wissen mit viel Leidenschaft mit dir teilen. Und unsere erfahrenen Redakteurinnen und Redakteure stecken viel Liebe und Sorgfalt in jedes Buch, um dir ein Leseerlebnis zu bieten, das wirklich besonders ist. Qualität steht bei uns schon seit jeher an erster Stelle – jedes Buch ist von Büchermenschen für Buchbegeisterte gemacht, mit dem Ziel, dein neues Lieblingsbuch zu werden.

Deine Meinung ist uns wichtig, und wir freuen uns sehr über dein Feedback und deine Empfehlungen – sei es im Freundeskreis oder online.

Viel Spaß beim Lesen und Entdecken!

PS: Hier noch mehr GU-Bücher entdecken: www.gu.de

FÜR DIE UMWELT

Dieses Buch wurde auf PEFC-zertifiziertem Papier aus nachhaltiger Waldwirtschaft gedruckt. Aus Liebe zur Natur verwenden wir leichtes Papier.

WERDE TEIL DER GU-COMMUNITY!

Du und deine Familie, dein Haustier, dein Garten oder einfach richtig gutes Essen. Egal, wo Du im Leben stehst: Als Teil unserer Community entdeckst du die neuesten GU-Bücher als Erstes, Du kommst in den Genuss exklusiver Leseproben und wirst mit wertvollen Impulsen und kreativen Ideen bereichert.

Worauf wartest du? Sei dabei!

www.gu.de/gu-community

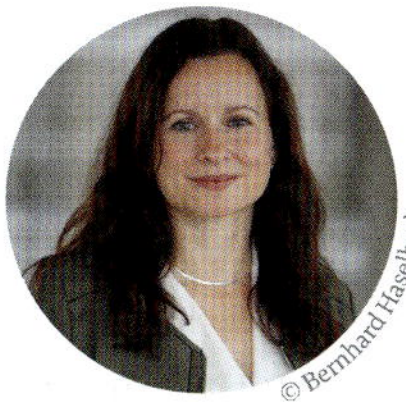
© Bernhard Haselbeck

WARUM UNS DAS BUCH BEGEISTERT

Carlas Buch ist ein spritziger Mix aus Wissen, tollen Rezepten und ganz viel Lebensfreude, der einfach Lust auf mehr macht!

Eva Dotterweich, Verlagsleitung